Hippokrates

Werner L. Mang

Schönheitsoperationen

Kosmetische Vor- und Nachbehandlung

Unter Mitarbeit von

Edith Kerkhoff, Katrin Ledermann,
Andrea Wülker, Sabine Zisterer

Hippokrates Verlag · Stuttgart

Die Deutsche Bibliothek – CIP-Einheitsaufnahme

Ein Titeldatensatz für diese Publikation ist
bei Der Deutschen Bibliothek erhältlich

Anschrift des federführenden Autors:

Prof. Dr. med. Dr. habil. Werner L. Mang
Ärztlicher Direktor der
Bodenseeklinik
Klinik für Plastische und Ästhetische Chirurgie
Unterer Schrannenplatz 1
88131 Lindau
http://www.bodenseeklinik.de

Redaktion:
Dr. med. Andrea Wülker

Zeichnungen:
Jörg Mair, Herrsching

Korrigierter Nachdruck 2001

Wichtiger Hinweis: Wie jede Wissenschaft ist die Medizin ständigen Entwicklungen unterworfen. Forschung und klinische Erfahrung erweitern unsere Erkenntnisse, insbesondere was Behandlung und medikamentöse Therapie anbelangt. Soweit in diesem Werk eine Dosierung oder eine Applikation erwähnt wird, darf der Leser zwar darauf vertrauen, dass Autoren, Herausgeber und Verlag große Sorgfalt darauf verwandt haben, dass diese Angabe genau dem Wissensstand bei Fertigstellung des Werkes entspricht.
Für Angaben über Dosierungsanweisungen und Applikationsformen kann vom Verlag jedoch keine Gewähr übernommen werden. Jeder Benutzer ist angehalten, durch sorgfältige Prüfung und gegebenenfalls nach Konsultation eines Spezialisten festzustellen, ob die dort gegebene Empfehlung für Dosierungen oder die Beachtung von Kontraindikationen gegenüber der Angabe in diesem Buch abweicht. Eine solche Prüfung ist besonders wichtig bei selten verwendeten Präparaten oder solchen, die neu auf den Markt gebracht worden sind. Jede Dosierung oder Applikation erfolgt auf eigene Gefahr des Benutzers. Autoren und Verlag appellieren an jeden Benutzer, ihm etwa auffallende Ungenauigkeiten dem Verlag mitzuteilen.
Geschützte Warennamen (Warenzeichen) werden nicht besonders kenntlich gemacht. Aus dem Fehlen eines solchen Hinweises kann also nicht geschlossen werden, daß es sich um einen freien Warennamen handelt.

ISBN 3-7773-1693-8

© Hippokrates Verlag GmbH, Stuttgart 2001

Unsere Homepage: http://www.hippokrates.de

Printed in Germany 2001
Satz und Reproduktion: Fotosatz Sauter GmbH, Donzdorf
Druck: Rondo-Druck GmbH, Ebersbach

Werner L. Mang

(Prof. Dr. med., Dr. habil) zählt zu den weltweit
renommiertesten ästhetischen Chirurgen. Er ist
im Vorstand von zahlreichen internationalen
Fachgesellschaften und hat in den letzten zwanzig Jahren die Entwicklung der ästhetischen Chirurgie in Deutschland maßgeblich beeinflusst.
Sein Ziel war und ist es, junge Chirurginnen und
Chirurgen auszubilden und für seriöse Aufklärung, Qualitätssicherung bei den Operationstechniken und korrekte Nachsorge einzutreten.
Neben seiner Tätigkeit als ärztlicher Direktor der
Bodenseeklinik Lindau – Klinik für plastische
und ästhetische Chirurgie – hat Prof. Mang über
200 wissenschaftliche Publikationen verfasst. Er
ist regelmäßig geladener Redner auf nationalen
und internationalen Kongressen zur Ästhetischen Chirurgie, wobei er die hoch technische
und äußert diffizile Chirurgie kritisch sieht.

Inhalt

Die Vor- und Nachbehandlung –
Domäne der Kosmetikerin *(S. Zisterer, E. Kerkhoff)*

Zum Nachschlagen

Vorwort

Seit über zwanzig Jahren bin ich bemüht, die Schönheitschirurgie in Deutschland weiter zu entwickeln und aus der Grauzone der »Scharlatanerie« herauszubringen. Denn die ästhetische Chirurgie ist eine sehr schwierige, hoch technisierte und anspruchsvolle Chirurgie. Der Schönheitschirurg, oder besser ausgedrückt, der ästhetische Chirurg muss nicht nur gut ausgebildet (nach seiner Facharztbildung sollte er noch drei jahre reine ästhetische Chirurgie erlernen), sondern auch Psychologe und Künstler sein.

Meine Erfahrungen an etwa dreißigtausend Schönheitsoperationen haben gezeigt, dass auch der beste Schönheitschirurg nicht nur zufriedene Patienten hat. In ein bis drei Prozent der Fälle klagen die Patienten, nicht weil etwas passiert ist, sondern weil sie sich von der Operation zu viel erwartet haben oder psychologische Probleme im Vordergrund stehen.

Auch deshalb ist es nach meiner langen Zeit als Schönheitschirurg nun mein Wunsch, durch das Verfassen von Büchern mein Lebenswerk zu vervollständigen, d. h. mein Wissen weiterzugeben. Ähnlich wie mein Freund Prof. Ivo Pitanguy werde ich am Bodensee ein Fortbildungszentrum für ästhetische Chirurgie bauen, so dass diese Klinik dann wegweisend in Europa sein wird, ähnlich wie die Klinik von Pitanguy auf dem südamerikanischen Kontinent. Zur Weiterbildung meiner Kollegen trägt auch das Manual »Ästhetische Chirurgie« bei, welches soeben im Springer Verlag, Heidelberg, erschienen ist.

Auch zur Information und Ausbildung der qualifizierten Fachkosmetikerin ist das hier vorgelegte Buch entstanden.

Als Präsident und Vorstandsmitglied zahlreicher nationaler und internationaler Fachgesellschaften werde ich immer wieder gefragt, wer nach Schönheitsoperationen das ideale Nachbehandlungsprogramm anbieten kann. Meine Antwort darauf lautet: Neben dem ärztlichen und dem medizinischen Pflegepersonal ist es die qualifizierte Fachkosmetikerin. Seit zwanzig Jahren setze ich mich dafür ein, dass die Nachsorge nach einem ästhetischen Eingriff von einer Fachkosmetikerin durchgeführt wird, die den Patienten kosmetologisch optimal nachbehandelt und ihn darüber hinaus mit psychologischem Fingerspitzengefühl begleitet. Dieses Konzept hat sich in der

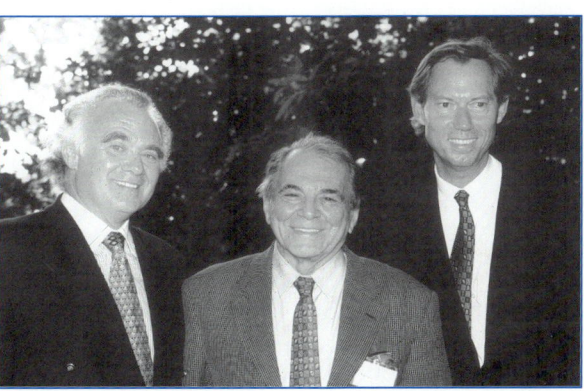

»Mein Lebensmotto in der Schönheitschirurgie war immer Kooperation statt Konfrontation. Leider ist die Ärzteschaft gerade auf diesem Gebiet der Chirurgie zerstritten. Zuletzt deshalb, weil es um Macht und um Patienten geht. Aber auch beim Schönheitschirurgen sollte der Eid des Hippokrates im Vordergrund stehen und nicht kommerzielle oder wirtschaftliche Interessen. Jeder gut ausgebildete Schönheitschirurg verdient ausreichend und sollte sich auf die Werte als Arzt zurückbesinnen. Vielleicht gäbe es dann manche Streitigkeit auf diesem Gebiet weniger, denn manchmal geht es in Auseinandersetzungen so weit, dass sich Ärzte gegenseitig beschuldigen, um mehr Patienten zu bekommen. Dies kann nicht die Zukunft der Schönheitschirurgie sein, hier muss Einhalt geboten werden. Dafür werde ich arbeiten und möglichst viele gute Ärzte in meiner Klinik ausbilden, damit sie in der Bodenseeklinik mein Lebenswerk weiterführen.«
(Prof. Dr. Dr. Werner L. Mang, hier mit Prof. Dr. Ivo Pitanguy, Rio de Janeiro und Dr. Steven Hoefflin, Los Angeles anlässlich seines 50. Geburtstages in Lindau)

Bodenseeklinik in Lindau optimal bewährt. Zusammen mit der Weltgesellschaft für Ästhetische Chirurgie und der Cosmetic Consulting International Düsseldorf (Edith Kerkhoff und Gabriele Plum) bieten wir eine Zusatzausbildung zur *Kosmetikerin mit Qualifikation in plastisch-ästhetischer Nachsorge* an. In dieser Ausbildung werden der Kosmetikerin die Grundlagen der Schönheitschirurgie vermittelt sowie die kosmetischen Techniken und Verfahren, die sie erfolgreich bei Patienten nach einem ästhetischen Eingriff bzw. auch zur optimalen Vorbereitung auf eine Schönheitsoperation einsetzen kann.

Unser Buch vermittelt Basiswissen zum Thema Schönheitschirurgie. Neben der Beschreibung der einzelnen Operationsmethoden wird großer Wert auf Aufklärung und fachgerechte Vor- und Nachsorge gelegt. Dieses Buch bietet der Kosmetikerin und auch dem interessierten Patienten wertvolle Informationen zum Thema Schönheitschirurgie. Ich danke allen, die am Entstehen des Buches mitwirkten, insbesondere den Autorinnen, die ich für einzelne Kapitel gewinnen konnte.

Prof. Dr. Dr. med. Werner L. Mang
www.bodenseeklinik.de

Grundlagen

Warum Schönheitschirurgie?

Zu allen Zeiten wollten die Menschen schön sein – oder zumindest nicht unangenehm auffallen. Unser Äußeres spielt vor allem dann eine große Rolle, wenn wir jemanden neu kennen lernen. In den ersten Sekunden einer Begegnung taxiert uns unser Gegenüber und fällt, wenn auch zunächst meist unbewusst, ein allererstes Urteil über uns.

Menschen mit auffälligen Merkmalen fürchten diesen abschätzenden Blick. Abstehende Ohren sind gerade bei Kindern Anlass zu endlosen verletzenden Hänseleien, ein Feuermal oder eine große Narbe im Gesicht ziehen unweigerlich neugierige oder mitleidige Blicke (und Fragen) auf sich. Junge Mädchen können so sehr unter einer unschönen Höckernase leiden, dass sie sich zurückziehen und jede Geselligkeit meiden, weil sie meinen, dass alle Welt nur auf ihre Nase starrt.

Auch ausgeprägte Falten und Alterserscheinungen im Gesicht können viel Kummer bereiten und das Selbstbewusstsein schmälern. Das Gleiche gilt für Fettpölsterchen, die an der falschen Stelle sitzen und auch mit Diät nicht verschwinden. Denn in unserer Gesellschaft zählen Jugendlichkeit, Vitalität und eine schlanke Figur nun einmal als erstrebenswerte Merkmale, die im Berufs- wie im Privatleben Pluspunkte bringen.

Natürlich leidet nicht jeder unter einer auffallend dicken Nase, unter einem übermäßig großen Busen oder unter Falten im Gesicht. Wer sich aber ganz sicher ist, dass er mit seinem Makel nicht mehr herumlaufen möchte, für den kann eine Schönheitsoperation große Erleichterung bringen.

Wichtig ist, dass die Entscheidung für einen ästhetischen Eingriff nach reiflicher Überlegung und ohne Druck durch die Familie oder den Partner fällt.

Wenn dann der Schönheitsfehler beseitigt ist, kann das so manchen Knoten in der Seele lösen und dadurch zu einer positiven Ausstrahlung beitragen.

Andererseits kann eine Schönheitsoperation natürlich keine massiven beruflichen Probleme aus der Welt schaffen, und einer Frau in den Wechseljahren, die sich unausgefüllt und überflüssig fühlt, seit die Kinder aus dem Haus sind, kann mit einem Face-Lifting nicht grundlegend geholfen werden. Bevor man sich in die Hände eines Schönheitschirurgen begibt, sollte man sich also unbedingt klar darüber werden, was die Beweggründe für den gewünschten ästhetischen Eingriff sind.

Lassen wir zwei zufriedene Patientinnen zu Wort kommen:

Zwei Patientinnen berichten

Mehr Selbstbewusstsein nach dem Lifting (Tanja E., 50 Jahre)

■ *Ich arbeite in einem großen Konzern als Chefsekretärin und habe dadurch viel mit Kunden und Lieferanten zu tun. Das Äußere spielt da eine große Rolle, um einen guten ersten Eindruck zu machen und auch, um mit den jüngeren Kolleginnen mithalten zu können. Mit meinen hängenden Augenlidern und meinen nicht mehr ganz straffen Wangen war ich unzufrieden. Lange habe ich mich mit dem Thema Face-Lifting beschäftigt und in Ruhe nach dem richtigen Operateur gesucht. Zeitweise habe ich Tag und Nacht nur noch an diese Operation gedacht! Im Freundeskreis stieß ich auf wenig Verständnis, doch ich wollte mich ja für mich und mein Selbstbewusstsein liften lassen. Lange musste ich auf einen Termin* warten. Als der Operationstag näher rückte, bekam ich doch etwas Angst und hatte Bedenken, ob auch alles gut gehen würde. Die Operation verlief ohne Komplikationen. In den ersten Tagen nach dem Eingriff hatte ich einige Schwellungen im Gesicht, doch die bekam die Kosmetikerin durch Lymphdrainage und Kälteanwendungen sehr schnell in den Griff. Auch die Farb- und Make-up-Beratung verhalfen mir zu mehr Selbstvertrauen. Jetzt, zwei Jahre nach der Operation, bin ich sehr froh, diesen Schritt gewagt zu haben, denn ich sehe viel frischer, jugendlicher und vitaler aus als zuvor.

Glücklich über die neue Nase (Manuela K., 28 Jahre)

■ Dass meine Höckernase nicht unbedingt das positivste Potenzial in meinem Gesicht war, wusste ich schon sehr früh. Insgeheim spielte ich schon lange mit dem Gedanken an eine operative Nasenkorrektur. Doch lange fehlte mir der Mut dazu, und es dauerte auch seine Zeit, bis ich mir eingestehen konnte, dass Äußerlichkeiten für mich als Kosmetikerin und Visagistin eben doch eine sehr große Rolle spielen. Ich wünschte mir eine Harmonisierung meiner Gesichtszüge und hatte zudem die Schwierigkeiten satt, die mir meine verkrümmte Nasenscheidewand beim Sport und oft auch nachts beim Schlafen bereitete. Also machte ich mich auf die Suche nach dem richtigen Operateur und fühlte mich bei einem renommierten Nasenchirurgen in guten Händen. Er war sehr bemüht, mich bestens aufzuklären und mich auch psychisch auf die Operation vorzubereiten. Eine Nasenkorrektur verändert ein Gesicht stark, und es bedarf eines großen Fingerspitzengefühls, um auch die Ästhetik und die Persönlichkeit des Patienten zu wahren. Meine Angst vor dem Eingriff hielt sich in Grenzen, denn ich hatte großes Vertrauen zu meinem Arzt. Am Operationstag ging alles rasch und bestens organisiert vor sich, und ich wachte unversehens mit meinem Nasengips auf. Ich hatte keine Schmerzen, keine Blutergüsse und kaum Schwellungen. Mir ging die Frage durch den Kopf, warum ich mit der Operation eigentlich so lange gewartet hatte. Man versorgte mich mit kühlenden Augenpads. Einige Tage lag ich ganz ruhig in meinem Bett und redete kaum. Ich war richtig entspannt. Fünf Tage später war der aufregendste Tag – der Gipswechsel stand bevor. Für wenige Augenblicke würde ich mei-

ne neue Nase sehen dürfen. Aufgeregt und etwas ängstlich wartete ich, bis ich an der Reihe war. Dann kam der große Moment, und ich war überglücklich über das Ergebnis und wusste, dass ich mich richtig entschieden hatte! Nach einer weiteren Woche wurde der Gips entfernt, und ein neues Leben mit meiner schönen Nase konnte beginnen. Etwa ein Jahr lang sollte ich besonders gut auf sie aufpassen. Sechs Monate lang durfte ich keine Brille tragen. Ich musste auch Geduld haben, bis sich die endgültige Form herausstellte. Aber all das nahm ich für meine neue Nase gerne in Kauf. Sehr gut getan hat mir übrigens die kosmetische Behandlung nach der Operation. Durch die manuelle Lymphdrainage gingen die Schwellungen rasch zurück, und ich konnte wieder durch die Nase atmen. Die kosmetische Nachsorge hat sehr zu meiner Regeneration beigetragen. ■

Die Schönheitschirurgie (ästhetische Chirurgie) hat sich aus der plastischen Chirurgie (Wiederherstellungschirurgie) entwickelt. Plastische Chirurgen bemühen sich um die Wiederherstellung von Funktionen und Formen (z. B. bei Kriegsopfern, nach Verbrennungen oder einer Fingeramputation), doch das Ergebnis ist nicht unbedingt in jedem Fall ästhetisch. Schönheitsoperationen werden vorgenommen, um ästhetische Mängel, unter denen der Betroffene leidet, zu beheben oder abzumildern und so das körperliche und seelische Wohlbefinden zu steigern.

■ Die Bezeichnung Schönheitschirurg ist nicht geschützt! Jeder Arzt darf sich bei uns so nennen. Leider gibt es gerade auf dem Gebiet der ästhetischen Chirurgie genügend schwarze Schafe, die dem Ansehen des gesamten Berufsstandes schaden. Welche Bedingungen ein guter Schönheitschirurg erfüllen sollte, steht auf S. 9f. ■

Mit modernsten Techniken lassen sich heute in der Schönheitschirurgie fast alle Gesichts- und Körperpartien korrigieren: Geschickte Operateure verkleinern Nasen, harmonisieren das Profil, füllen zu schmale Lippen auf, legen abstehende Ohren an. Störendes Fett am Gesäß, auf den Hüften, am Bauch oder an Oberarmen und Oberschenkeln wird weggesaugt, schlaffe Bauchdecken gestrafft, ein zu großer Busen auf Normalgröße reduziert. Entstellende Feuermale oder

Narben, die eine Verletzung, eine Operation oder eine schwere Akne hinterlassen haben, können in ihrem Erscheinungsbild deutlich verbessert werden.

Und schließlich bekämpft auch der Schönheitschirurg – ähnlich wie die Kosmetikerin – unerwünschte Alterserscheinungen im Gesicht und am Körper seiner Patienten. Weil Alterungserscheinungen einen so wichtigen Stellenwert in der Tätigkeit der Kosmetikerin und des Schönheitschirurgen einnehmen, möchten wir dieses Thema im Folgenden genauer beleuchten.

Der Alterungsprozess

Zu den elementaren Vorgängen des Lebens gehört der Alterungsprozess. Man versteht darunter den zeitlichen Ablauf des Lebenszyklus von biologischen Systemen; im engeren Sinne die Zeit, in der mehr Abbau- als Aufbauprozesse stattfinden.

In den ersten zwei Jahrzehnten nach der Geburt wird enorm viel Körpersubstanz gebildet. Es finden zwar ab der ersten Minute nach der Geburt im menschlichen Körper auch Abbauprozesse statt, aber die aufbauenden, d. h. anabolischen Vorgänge überwiegen bei weitem. Ab dem zwanzigsten Lebensjahr kommt es zu einer allmählichen Umkehr der Situation, und je nach Lebensführung bleiben die Abbauprozesse relativ lange unbemerkt.

Da alle biologischen Systeme auf ihrer Grundlage, der Zelle, aufgebaut sind, kann man sämtliche Altersveränderungen prinzipiell auf die Vorgänge in den Zellen zurückführen.

Das Altern der Zellbestandteile

Jede menschliche Zelle besteht aus einem Zellkern, dem Zellplasma mit den Zellorganellen und der Zellmembran als äußerer Begrenzung. Die **Zellmembran** hat als wichtigste Aufgabe die Aufrechterhaltung des kontrollierten Transportes und der Diffusion von Stoffen in die Zelle und zurück. Mit zunehmendem Alter gibt es eine Reihe von Veränderungen sowohl in der Struktur als auch in der Funktionsfähigkeit der

Zellmembran. Diese Veränderungen sind sehr unterschiedlich.

Freie Radikale attackieren die Zellmembran.
Siehe auch Seite 90

Der Lipidgehalt nimmt ab, was auch für die feinsten Umwandlungen der einzelnen Zellorganellen gilt. Der Gehalt an gesättigten Fettsäuren erhöht sich, was den so genannten freien Radikalen eine größere zu schädigende Angriffsfläche bietet. Insgesamt verändern sich die Eigenschaften der Zellmembran.

Der **Zellkern** ist die oberste Steuerzentrale für die Bau- und Funktionseigenschaften der Zelle und enthält alle Erbinformationen. Mit fortschreitendem Alter erfährt auch der Zellkern zahlreiche Veränderungen in Bau und Funktion, die aber je nach Zellart sehr individuell und unterschiedlich sind. Je nach Zellart kann z. B. die Größe des Zellkerns zu- oder abnehmen, wodurch sich die Kern-Plasma-Relation verändert. Auch die Form der Kerne weist altersbedingte Veränderungen auf. Das Chromatingerüst, das der DNA-Spirale Halt gibt, zeigt manchmal eine Verdichtung, eine Glättung der Oberfläche und eine Verkleinerung des Nukleolus (Kernkörperchen), was eine Reduktion der RNA-Synthese zur Folge hat. Die **RNA** (Ribonukleinsäure) ist zuständig für die **Weiterleitung** der genetischen Information an das Zellplasma. Die Zahl der Zellen mit mehrfachem Chromosomensatz nimmt zu. Die Trisomie 21 (Down-Syndrom, Mongolismus) kommt deshalb bei Kindern umso häufiger vor, je älter die Mutter ist. Zahlreiche Umweltfaktoren sowie ungünstige Lebensgewohnheiten führen zur Schädigung der Desoxyribonukleinsäure (DNA), die die Erbinformation enthält.

*Wenn die Zelle altert, verliert sie
an Erbinformation.*

Die Zelle verfügt über viele Möglichkeiten der Reparatur. Ist die Schädigung jedoch so groß, dass beide DNA-Stränge Fehler aufweisen, kann die Reparatur nicht fehlerfrei verlaufen, denn für den Reparaturvorgang wird immer die intakte Vorlage eines DNA-Stranges benötigt. Die Zelle verliert an genetischer Information, was auf molekularer Ebene – neben dem Verlust der Teilungsfähigkeit – als zellulärer Alterungsprozess verstanden wird.

Insgesamt gesehen, ist das **Reparatursystem** der Zellen sehr wirkungsvoll. Es kann bis zu 300 Reparaturen pro Minute durchführen. Besonders bei Sonnenbestrahlung arbeitet es auf Hochtouren, da die UV-Bestrahlung die DNA stark schädigen kann. Mit zunehmendem Alter lässt die Leistungsfähigkeit dieses Reparatursystems deutlich nach, und die Fähigkeit, DNA-Schäden zu korrigieren, nimmt ab. Vermutlich gibt es im menschlichen Organismus nur eine bestimmte Anzahl so genannter Reparaturkits, die Reparaturen veranlassen können. Sind diese durch dauernde Beanspruchung aufgebraucht, stehen keine neuen mehr zur Verfügung. In einem Organismus wie dem des Menschen scheint es aber auch so zu sein, dass er aufgrund seiner Bestimmung Zellen nicht länger als notwendig voll funktionsfähig erhält.

Die **Zellorganellen** wie Mitochondrien, Lysosomen, das endoplasmatische Retikulum oder der Golgi-Apparat sind auf ganz unterschiedliche Weise in den Alterungsprozess einbezogen. Besonders die **Lysosomen** spielen eine wichtige Rolle. Ihre Membran kann durch zahlreiche Faktoren zerstört werden, wodurch es zu einer Freisetzung von Enzymen in das Zellplasma kommt. Das führt zu einer Art innerer Verdauung und damit zu einer Schädigung der Zellen.

Nicht abbaubare Rückstände belasten die Zelle.

Der ständige Auf- und Abbau von Strukturen geht nicht spurlos an den Zellen vorbei. In den Lysosomen sammeln sich immer mehr Rückstände an, die nicht mehr abgebaut werden können. Wir erkennen die so genannten Alterspigmente.

Die vielen genannten Altersveränderungen der Zelle lassen sich nicht universell erklären. Zu viele Faktoren spielen beim Alterungsvorgang eine Rolle. Wir haben die wichtigsten Veränderungen beschrieben, um ein gewisses Verständnis dafür zu wecken, dass Altern ein ganzheitlicher Vorgang ist. Wenn jede Zelle im Einzelnen betroffen ist, ist es der Körper als Ganzes auch.

Erkennbare Altersmerkmale

Der größte Teil der Alterserscheinungen ist uns nicht unmittelbar zugänglich, denn er verläuft unsichtbar. Trotzdem stellt sich die Frage nach erkennbaren Altersmerkmalen. Solche Merkmale kommen im ganzen Körper vor:

- Jede Funktionsstörung und jeder Abbau von Lungengewebe vermindert die Sauerstoffaufnahme und führt zu gravierenden Störungen im Stoffwechsel mit frühzeitiger Gewebealterung als Folge.
- Jede Funktionsstörung des Herzens und jeder Abbau von Muskelgewebe sowie alle Veränderungen in Arterien und Venen stören und schwächen den Blutkreislauf und behindern den Stoffwechsel.
- Jede Veränderung im Knorpel- oder Knochengewebe führt zu Störungen der Beweglichkeit und hat Folgen für das ganze System.

Nichts stört viele Menschen so sehr wie die **Altersmerkmale der Haut**. Alt werden möchten die meisten Menschen, aber alt aussehen auf keinen Fall, denn Altsein wird in unserer Gesellschaft vermehrt zu einem Problem.

Altersmerkmale der Haut sind:
- Rückbildung der Oberhaut,
- Schwund der Lederhautleisten,
- Vernetzung der elastischen Gewebefasern durch kollagene Fasern,
- Reduzierung der Talg- und Schweißdrüsenfunktion,
- Pigmentanomalien.

Das Resultat dieser Veränderungen ist eine dünnere, trockenere, leicht verschiebbare und vor allem faltige Haut. Immer mehr Frauen entscheiden sich für den Gang zum Schönheitschirurgen, um diesen Zustand zu bekämpfen. Auch immer mehr Männer interessieren sich für ästhetische Eingriffe. Man muss nur eines bedenken: Wie sehr man sich auch bemüht, Alterungsvorgänge mit dem Skalpell zu bekämpfen, im Inneren bleibt doch das übrig, was man bis dahin geworden ist. Ein schönheitschirurgischer Eingriff – und damit ist nicht die wiederherstellende Chirurgie bei Krankheit oder nach einem Unfall gemeint – hat keine wirkli-

che seelische Entwicklung zur Folge. Vorübergehend kann eine psychische Stabilität erreicht
werden, auf der dann Entwicklung stattfinden
kann.
Wirkliche Jugendlichkeit hängt von der körperlichen, geistigen und seelischen Verfassung eines
Menschen ab. Sie ist ein ebenso komplexes Ereignis wie der Alterungsprozess; und neben
den konstitutionellen Voraussetzungen eine Frage des Umgangs mit dem Körper.

Welche Bedingungen sollte ein guter Schönheitschirurg erfüllen?

Ein guter Schönheitschirurg muss Facharzt sein (HNO, Kieferchirurgie, Chirurgie, plastische Chirurgie) und zusätzlich nach der Facharztprüfung mindestens 2 bis 3 Jahre ästhetisch-chirurgisch ausgebildet sein. Ein guter ästhetischer Chirurg muss jedoch nicht nur gut ausgebildet, sondern auch Künstler und Psychologe sein, denn das Gebiet der Schönheitschirurgie ist sehr anspruchsvoll, schwierig zu erlernen und erfordert ein hohes manuelles Geschick.

Wer für sich eine Schönheitsoperation in Erwägung zieht, sollte den ästhetischen Chirurgen ruhig fragen, wie viele Eingriffe er auf dem Gebiet der Schönheitschirurgie durchgeführt hat und wo er seine Ausbildung absolviert hat.

Viele plastische Chirurgen haben sich auf Wiederherstellungschirurgie spezialisiert und sind vielleicht nicht unbedingt die geeigneten Operateure, wenn es um die Behebung eines Schönheitsfehlers geht.

Wer Verbrennungen behandelt, Tumoren operiert oder Finger replantiert, muss noch lange kein guter ästhetischer Chirurg sein.

Ein engagierter Schönheitschirurg muss folgende Standardoperationen speziell erlernen und permanent trainieren:

- Ober- und Unterlidkorrektur,
- kosmetische Nasenkorrekturen,
- Face-Lifting,
- Ohranlegung,
- Haartransplantationen,
- Bruststraffung und Brustverkleinerung,
- Brustimplantate,
- Oberarm- und Oberschenkelraffung,
- Bauchdeckenraffung,
- Fettabsaugung,
- Cellulitebehandlung,
- Laserchirurgie,
- Venenchirurgie.

Dies sind die wichtigsten Schönheitsoperationen. Zusätzlich muss ein gut ausgebildeter Schönheitschirurg über ein umfassendes Wissen über Hautalterung und Faltenentstehung und deren Therapie verfügen und über Kosmetik Bescheid wissen. Daneben sollte der ideale Schönheitschirurg über ein gutes Einfühlungsvermögen und über psychologisches und künstlerisches Gespür verfügen.

Für Patienten, die sich einer Schönheitsoperation unterziehen möchten, ist es gar nicht so einfach, den richtigen Operateur für ihr spezielles Problem zu finden. Denn anders als z. B. in Amerika, wo man offen über Schönheitsoperationen redet, verheimlichen bei uns viele Menschen, dass sie beim Schönheitschirurgen waren. Die Mund-zu-Mund-Propaganda unter Patienten funktioniert also nicht gut.

Wie findet man einen guten Schönheitschirurgen?

Natürlich können sich Interessenten an die Ärztekammern oder an Ärzte-Vereinigungen wenden, um Adressen von ästhetischen Chirurgen zu bekommen. Doch weder Ärztekammern noch Fachgesellschaften dürfen eine Aussage darüber machen, welcher Chirurg besonders gut oder eher mäßig ist. Inseraten, die man z. B. häufig in Frauenzeitschriften findet, sieht man ebenfalls nicht an, ob sie von einer seriösen Klinik mit kompetenten Operateuren stammen.

Viele Patienten wenden sich deshalb mit ihrem Problem an ihren Hausarzt oder ihre **Kosmetikerin**, um herauszufinden, wo es einen guten Schönheitschirurgen für sie gibt. Halten Sie sich also diesbezüglich auf dem Laufenden: Besuchen Sie entsprechende Fortbildungsveranstaltungen und lesen Sie regelmäßig Fachliteratur, um Ihre Patienten gut beraten zu können. Wenn Sie sich für schönheitschirurgische Eingriffe interessieren, werden Sie sich in absehbarer Zeit auch einen Überblick darüber verschaffen, welcher Chirurg auf welche Gebiete spezialisiert ist: Ein Operateur, der fantastische Ergebnisse in der Brustchirurgie vorzuweisen hat, muss noch lange kein virtuoser Nasenchirurg sein!

Redaktioneller Hinweis

Prof. Mang hat in der Bodenseeklinik in Lindau eine Schule gegründet, um ästhetische Chirurgie zu unterrichten. Täglich hospitieren Chirurgen aus der ganzen Welt, um die OP-Techniken zu erlernen. Damit hat Prof. Mang in Deutschland und Europa – ähnlich wie Prof. Pitarguy in Brasilien – Maßstäbe gesetzt zur Qualitätssicherung auf dem Gebiet der Schönheitschirurgie.
Als Präsident der WASS (Weltgesellschaft für Ästhetische Chirurgie) versucht Prof. Mang auch bei der Suche nach einem guten Schönheitschirurgen behilflich zu sein:
World Society of Ästhetic surgery (WASS)
Sekretariat Bodenseeklinik Lindau
Unterer Schrannenplatz 1
88131 Lindau/BO
Tel. 0 83 82/50 94
Fax 0 83 82/2 89 32
E-mail: info@Bodenseeklinik.de

Was sollte der Patient beim Beratungsgespräch fragen?

Beim (ersten) Beratungsgespräch zwischen Arzt und Patient gibt es eine Menge Punkte zu klären, und es ist gut, wenn der Patient sich vorher notiert, welche Fragen er stellen möchte. Zunächst sollte der Patient sein Problem schildern und dem Arzt genau erklären, was ihn stört, wie lange er sich schon mit dem Gedanken an einen Korrektureingriff trägt, ob er bereits andere Chirurgen konsultiert hat oder gar voroperiert ist. Der Arzt wird sich den Schönheitsfehler genau ansehen, das Gewebe beurteilen und abschätzen, was machbar ist und wie groß in etwa der Aufwand sein wird. Es ist ganz wichtig, dass der Operateur herausfindet, welche Erwartungen und Hoffnungen der Patient mit dem geplanten Eingriff verbindet – sind sie unrealistisch, ist die Enttäuschung vorprogrammiert.

Nur wenn die Erwartungen des Patienten und das technisch Machbare in Einklang zu bringen sind, wird die Operation zur Zufriedenheit beider Seiten ausfallen.

Anhand von **Vorher-nachher-Fotos** von Patienten, die sich dem zur Diskussion stehenden Eingriff bereits unterzogen haben, sollte der Arzt dem Patienten zeigen, mit welchem Ergebnis er rechnen darf.

Es ist auch völlig legitim, wenn der Patient den Operateur nach seiner Ausbildung fragt und von ihm wissen möchte, ob der spezielle Eingriff zu den Schwerpunkten des Arztes gehört oder ob er ihn nur gelegentlich durchführt. Schließlich ist es für den Patienten von größter Bedeutung, wem er sich für den Eingriff anvertraut.

Beim Beratungsgespräch sollte ausführlich besprochen werden, welche **Risiken** und mögliche Komplikationen mit dem Eingriff verbunden sind. Dazu muss der Arzt wissen, ob und welche Grunderkrankungen vorliegen, welche Krankheiten der Patient früher durchgemacht hat und welche Medikamente er einnimmt. Auch ob der Patient raucht und Alkohol trinkt, ist von Bedeutung.

Der Chirurg sollte dem Patienten genau erklären, wie die Operation durchgeführt wird und wie lange sie dauert. Außerdem muss darüber gesprochen werden, welche Art der **Narkose** angewandt wird, wie die Nachbehandlung aussieht und an wen sich der Patient nach der Operation wenden kann, falls Probleme auftauchen.

Bei allen Eingriffen, die nicht aus medizinischer Notwendigkeit erfolgen, darf der Arzt **keine Krankschreibung** ausstellen. Das heißt, dass der Patient für die Schönheitsoperation ausreichend Urlaub einplanen muss. Deshalb sollte schon im ersten Beratungsgespräch geklärt werden, wie lange sich der Patient schonen muss, wann er wieder gesellschaftsfähig ist und wann er seinen Beruf wieder aufnehmen kann.

Die Krankenkassen übernehmen keine Kosten für einen Eingriff, der nur aus kosmetischen Gründen durchgeführt wird. Wichtig ist also, dass der Patient einen detaillierten **Kostenvoranschlag** bekommt.

Die Entscheidung für eine Schönheitsoperation sollte nicht überstürzt fallen. Wichtig ist, dass der Patient die **Einwilligungserklärung** erst unterschreibt, wenn alle Fragen umfassend beantwortet sind und genügend Zeit zum Nachdenken war. Aus diesem Grund haben wir in unserer Klinik die Doppelaufklärung eingeführt, das heißt, dass der Patient zunächst in der Ambulanz ausführlich beraten wird. Am Tag vor der Operation findet dann noch einmal ein Gespräch zwischen Arzt und Patient statt.

Eine Schönheitsoperation wird nur dann optimal gelingen, wenn ein gutes **Vertrauensverhältnis** zwischen Operateur und Patient zustande gekommen ist. Hat der Patient Zweifel, bei einem bestimmten Arzt wirklich in guten Händen zu sein, ist es besser, die Meinung eines zweiten oder auch dritten Schönheitschirurgen einzuholen.

Welches Ergebnis
darf der Patient erwarten?

Wie bereits erwähnt, ist es sehr wichtig, diejenigen Patienten möglichst schon beim ersten Beratungsgespräch herauszufiltern, die völlig überzogene und unrealistische Erwartungen mit einer Schönheitsoperation verbinden. Ziel ist es in erster Linie, den Patienten von einem auffälligen Makel zu befreien, unter dem er selbst (nicht Partner oder Familie) leidet und der vielleicht in bestimmten Situationen zu Nachteilen oder gar zu Diskriminierung geführt hat.

Auch nach der Operation wird der Patient wie er selbst aussehen – nicht wie ein Fotomodell.

Der Patient sollte vor übertriebenen Erwartungen gewarnt werden. Auch muss man wissen, dass selbst der beste Schönheitschirurg nicht nur zufriedene Patienten hat.

Nur selten wird eine Schönheitsoperation zur großen beruflichen Karriere, zu einer grundlegend glücklicheren Ehe oder zu überwältigender Wirkung auf andere verhelfen können. Trotzdem kann sich so mancher seelische Knoten lösen, wenn ein gehemmter, komplexbeladener Mensch von einem körperlichen Stigma befreit ist und einfach nur normal aussieht. Jeder erfolgreiche Schönheitschirurg kennt Patienten, deren Leben nach dem Eingriff deutlich glücklicher verläuft, weil sie an Selbstsicherheit, Zufriedenheit und positiver Ausstrahlung dazugewonnen haben.

Welche Risiken gibt es?

Prinzipiell kann es bei jeder Operation zu Komplikationen kommen – das gilt leider auch für ästhetische Eingriffe. Doch bei gut ausgebildeten, sorgfältig arbeitenden Operateuren ist die Gefahr auf ein Minimum beschränkt.

Trotz penibler Blutstillung während der Operation kann es zu **Blutergüssen** (Hämatomen) oder gar zu **Nachblutungen** kommen. Nachblutungen müssen natürlich sofort dem Arzt gemeldet werden, damit sie entsprechend behandelt werden können. Kleine Blutergüsse sind harmlos, sie bilden sich von allein zurück. Große Blutergüsse müssen abgesaugt werden.

Infektionen können auftreten, sind aber im Gesicht wegen der starken Durchblutung selten. Bei bestimmten Schönheitsoperationen geben wir vorsorglich Antibiotika, um Infektionen entgegenzuwirken.

Thrombosen (Blutgerinnsel) können z. B. in den tiefen Beinvenen entstehen, vor allem, wenn die Operation sehr lange dauert und der Patient starkes Übergewicht hat. Wenn sich Teile des Gerinnsels ablösen und in die Lunge gelangen (**Lungenembolie**), können sie großen Schaden anrichten. Man kann vorbeugend Medikamente geben, um eine Thrombose zu verhindern. Gut sind auch Anti-Thrombosestrümpfe. Wichtig ist, dass der Patient nach der Operation nicht tagelang bewegungslos im Bett liegt: Bewegung verhindert, dass sich postoperativ Thrombosen bilden.

Wundheilungsstörungen können vor allem bei Rauchern entstehen, weil Nikotin die Hautdurchblutung drosselt. Deshalb empfehlen wir allen Rauchern, schon einige Zeit vor der geplanten Operation auf die gewohnten Zigaretten zu verzichten. Wundheilungsstörungen bedingen, dass die Wunde nicht so gut heilt und hinterlassen manchmal auffallende Narben, die allerdings später korrigiert werden können.

Gefühlsstörungen nach einer Operation sind keine Seltenheit, weil bei dem Eingriff feine Nervenäste durchtrennt werden, die die Haut versorgen. Gerade nach einem Face-Lifting sind Gefühlsstörungen vor dem Ohr und im Wangenbereich relativ häufig. In der Regel bilden sie sich spätestens nach einem halben Jahr zurück. Als schwer wiegende Komplikation ist es zu werten, wenn bei einer Schönheitsoperation versehentlich ein Nerv durchtrennt wird, der Gesichtsmuskeln innerviert. Die Folge ist dann eine Gesichtsmuskellähmung. Zum Glück ist diese Komplikation extrem selten.

Natürlich hinterlässt jede Schönheitsoperation auch **Narben.** Der Schönheitschirurg wird jedoch alles daransetzen, sie so unauffällig wie möglich zu gestalten. Patienten mit bekannter Neigung zu Keloiden oder zu hypertrophen Narben sollten auf eine Schönheitsoperation lieber verzichten.

Aufgrund der neuen Techniken und Materialien sind die Risiken deutlich verringert und die Ergebnisse verbessert. Deshalb muss sich der Schönheitschirurg genauso wie jeder andere seriöse Chirurg ständig weiterbilden, selbstkritisch sein und wirtschaftliche Aspekte nicht im Vordergrund sehen.

Was kostet eine Schönheitsoperation?

Eingriffe, die aus rein ästhetischen Gründen erfolgen, werden von den Krankenkassen nicht übernommen. Es ist also wichtig, dass der Patient weiß, welche Kosten auf ihn zu kommen: Deshalb unbedingt einen genauen Kostenvoranschlag geben lassen.

Die Preise für eine Schönheitsoperation variieren von Arzt zu Arzt. Ein noch junger ästhetischer Chirurg wird für einen Eingriff weniger verlangen als ein renommierter, international bekannter Schönheitschirurg. Der Patient muss wissen, dass zum Arzthonorar auch noch Nebenkosten (Assistenz, Narkose, Operationspauschale, Klinikaufenthalt etc.) kommen.

Mit folgenden Honoraren muss der Patient etwa rechnen:
- Kosmetische Nasenkorrektur ca. 5000 bis 9000 DM
- Oberlidkorrektur ca. 4000 bis 5000 DM
- Unterlidkorrektur ca. 4000 bis 6000 DM
- Face-Lifting Stufe 1 bis 3 ca. 10 000 bis 20 000 DM
- Mini-/S-Lifting ca. 5000 bis 15 000 DM
- Stirnlifting ca. 7000 bis 10 000 DM
- Laser-Peeling ca. 2500 DM pro behandelte Zone. Wird das gesamte Gesicht behandelt, ca. 7000 bis 8000 DM
- Lippenvergrößerung ca. 2000 DM

- Fettabsaugung ca. 5000 pro Zone
- Brustimplantat ca. 8000 bis 13 000 DM
- Brustreduktion ca. 8000 bis 15 000 DM
- Oberschenkelstraffung ca. 10 000 DM
- Bauchdeckenplastik ca. 11 000 DM
- Haartransplantationen pro Zone ca. 5000 DM

Die Nebenkosten liegen in folgenden Bereichen:
- Assistenz ca. 900 DM
- Operationspauschale ca. 750 bis 2000 DM
- Narkose ca. 600 bis 1500 DM
- Ein Tag Klinikaufenthalt ca. 500 DM

Implantate und besonders teure Medikamente/Präparate werden gesondert berechnet.

Die Schönheitschirurgie boomt und ist ein Milliardenmarkt. Leider wirkt sich dies auch auf das Verhalten der sog. Schönheitschirurgen untereinander aus. Unärztliches und unkollegiales Verhalten sind keine Seltenheit. Der Autor hat jedes Jahr ca. 100 Gutachten auf diesem Gebiet anzufertigen und mahnt die Kollegialität an. Er warnt vor aggressiven und dann auch noch schlecht ausgebildeten Ärzten. Der Patientenhilfsbund (www.patientenhilfsbund.de) ist eine Einrichtung, um in Zukunft Patienten außergerichtlich zu ihrem Recht zu verhelfen.

Wann übernimmt die Krankenkasse die Kosten?

Für rein ästhetische Operationen übernimmt die Krankenkasse keine Kosten. Das Honorar für ein Face-Lifting beispielsweise muss der Patient selbst tragen. Ist eine Operation dagegen **medizinisch indiziert**, bezahlt die Krankenkasse. Das gilt beispielsweise in folgenden Fällen:

- Sollen **abstehende Ohren** bei einem Kind angelegt werden, übernimmt die Krankenkasse die Kosten. Erwachsene müssen den Eingriff meist selbst bezahlen.
- Die Kosten für eine Korrektur der äußeren Nasenform müssen vom Patienten selbst getragen werden. Kommen Atembeschwerden aufgrund einer **Scheidewandverkrümmung** hinzu, trägt diesen Part die Kasse.
- Wenn Oberlider so schlaff geworden sind, dass sie die Sicht behindern, zahlt die Krankenkasse für die **Lidstraffung**.

- Manchmal werden **Narbenkorrekturen** von den Krankenkassen übernommen. Beispielsweise dann, wenn eine Verbrennungsnarbe so stark schrumpft, dass ein oder mehrere Gelenke nicht mehr richtig bewegt werden können. Oder wenn eine Narbe zu einer deutlichen Entstellung geführt hat.
- Übermäßig **große Brüste** können aufgrund ihres Gewichts zu Rückenbeschwerden oder zu Ekzemen in der Hautumschlagsfalte unterhalb der Brüste führen. In diesem Fall kommt die Krankenkasse für eine Verkleinerungsoperation auf.

Tipp: Vorher die Kosten mit der Krankenkasse abklären!

Ambulant oder stationär behandeln lassen?

Auch bei medizinisch notwendigen Operationen geht heute der Trend dahin, die Patienten schon kurz nach dem Eingriff aus der Klinik zu entlassen bzw. sogar ambulant zu operieren.

Sicherheitshalber eine Nacht in der Klinik verbringen.

Auch in der Schönheitschirurgie kann man einige Operationen durchaus ambulant durchführen. Bei größeren Eingriffen halten wir es aber für richtig, dass der Patient zumindest eine Nacht auf Station verbringt. Denn innerhalb der ersten 24 Stunden treten die meisten Komplikationen auf, und dann ist es von Vorteil, wenn sofort medizinisches Fachpersonal zur Stelle ist. Wie lange im Einzelfall stationär behandelt werden muss, entscheidet der Arzt je nach Befund und Heilungsverlauf.

Entschließt man sich für die **ambulante Operation**, muss vorher genau geklärt sein, an wen sich der Patient bei auftretenden Fragen und Problemen wenden kann. Selbstverständlich muss ein Frischoperierter jemanden haben, der ihn von der Klinik abholt, sich zu Hause um ihn kümmert und ihm körperliche Arbeit abnimmt. Ist das nicht der Fall, sollte man lieber ein paar Tage in der Klinik bleiben.

Welche Art der Narkose kommt infrage?

Vor der Operation untersucht auch der Anästhesist den Patienten und bespricht mit ihm, welche Art der Narkose infrage kommt. Das hängt einerseits von der Art und dem Umfang des Eingriffs, andererseits aber auch von den Wünschen des Patienten ab. Einige möchten von dem Eingriff am liebsten gar nichts mitkriegen, andere haben vor einer Vollnarkose panische Angst. Bestimmte große Operationen können allerdings nur in **Vollnarkose** durchgeführt werden.

Eine **örtliche Betäubung** (Lokalanästhesie) kommt bei umschriebenen Eingriffen infrage. Dann bleibt der Patient bei vollem Bewusstsein, und nur der Schmerz im Operationsgebiet wird ausgeschaltet. Man kann die Lokalanästhesie auch mit Dämmerschlaf kombinieren: Dann bekommt der Patient zusätzlich ein starkes Beruhigungsmittel und nimmt die Operation wie durch einen Nebel wahr.

Ob Vollnarkose oder Lokalanästhesie: Der Patient muss **nüchtern** zur Operation kommen, d. h. mindestens 6 Stunden vor dem Eingriff auf Essen und Trinken verzichten.

Wird der Patient ambulant operiert, also noch am Tag des Eingriffs entlassen, darf er nach einer Vollnarkose 24 Stunden lang kein Auto steuern.

Wann ist der richtige Zeitpunkt für eine Schönheitsoperation?

Man muss hier zwischen den verschiedenen Operationen differenzieren. Wann der optimale Zeitpunkt für einen ästhetischen Eingriff ist, hängt immer auch vom Einzelfall ab.

Abstehende Ohren kann man schon bei Kindern im Vorschulalter operieren – und sollte dies auch tun, um ihnen Hänseleien durch Klassenkameraden zu ersparen. **Nasenkorrekturen** empfehlen wir ab dem 16. Lebensjahr, das Gleiche gilt für **Liposuktionen.** Die Fettabsaugung bringt gute Ergebnisse, solange die Haut elastisch ist. Wenn das etwa ab dem 50. Lebensjahr nicht mehr der Fall ist, raten wir eher zu **Raffungsoperationen** (Bauchdecke, Oberarme, Oberschenkel). **Brustvergrößerungen** nehmen wir bei jungen Frauen ab 18 vor.

Faltenkorrekturen (Injektion von Kollagen, Fett oder Hyaluronsäure) können ab dem 30. Lebensjahr erfolgen. **Lidkorrekturen** – Schlupflid, Tränensackoperation – nehmen wir bei Patienten ab Ende 30 vor. Mit dem **Face-Lifting**, das wir in verschiedene Stufen (1 bis 3) aufteilen (s. S. 50 ff.), sollte man nicht vor dem 40. Lebensjahr beginnen, wobei Face-Liftings hauptsächlich bei Mitt- bis Endvierzigern durchgeführt werden.

Keine strengen Altersgrenzen.

In den letzten Jahren haben sich die Altersgrenzen aufgrund der verfeinerten Techniken und der guten Narkoseverfahren sowohl nach unten als auch nach oben erweitert. Schönheitsoperationen werden heute schon von Vierzigjährigen gewünscht. Und nach oben sind aufgrund der verbesserten medizinischen Techniken praktisch keine Altersgrenzen mehr gesetzt.

Vorbedingungen, die der Patient erfüllen muss

Eine Schönheitsoperation ist kein lebensnotwendiger Eingriff und sie darf dem Patienten deshalb **nicht schaden**. Doch jede Operation belastet den Organismus. Deshalb sollten Patienten, die sich einer Schönheitsoperation unterziehen möchten, gesund sein.

Problematisch ist eine Schönheitsoperation bei **Diabetikern** (Zuckerkranken), weil sie aufgrund ihrer Stoffwechselstörung zu Infektionen neigen und die Wunden schlecht heilen. Bei Menschen mit **abnormer Blutungsneigung** (Bluter) kommt ein ästhetischer Eingriff nicht infrage. Das Gleiche gilt für Patienten mit schweren Lungen- oder Herz-Kreislauf-Erkrankungen – für sie wäre die Operation zu riskant.

Beim Beratungsgespräch wird der Operateur genau nach Vorerkrankungen fragen. Bei Allergien, rheumatischen Erkrankungen, Venenproblemen oder starkem Übergewicht muss der Arzt im Einzelfall entscheiden, ob eine Schönheitsoperation zu verantworten ist.

Bestimmte Schmerzmittel und die Pille absetzen.

Bestimmte **Medikamente** sind vor einer Schönheitsoperation tabu. Schmerzmittel, die Acetylsalicylsäure (Aspirin) enthalten, müssen rechtzeitig abgesetzt werden, weil sie die Blutgerinnung beeinträchtigen können.

Plant der Patient eine **Reduktionsdiät**, sollte er sich möglichst vor der Operation dazu aufraffen. Denn eine starke Gewichtsabnahme könnte das gute Operationsergebnis zunichte machen.

Weil **Nikotin** die Hautdurchblutung einschränkt und damit eine komplikationslose Heilung gefährdet, sollte der Patient 4 Wochen vor und nach der Operation nicht rauchen. **Alkohol** schwemmt das Gewebe auf und behindert ebenfalls die Wundheilung.

Wir weisen den Patienten schon im ersten Beratungsgespräch darauf hin, dass er nach der Operation **Geduld** aufbringen muss. Denn bis das optimale Operationsergebnis zu sehen ist, können – je nach Eingriff – Wochen bis Monate vergehen.

Wundheilung

Ganz gleich, ob eine Wunde durch Unfall entstanden ist oder vom Arzt im Rahmen einer Operation gesetzt wurde: Der Körper versucht, den Defekt so rasch wie möglich zu verschließen, um das Eindringen von Krankheitskeimen und weiteren Blutverlust zu verhindern.

Ziel jedes Chirurgen: die primäre Wundheilung.

Eine Wunde kann entweder primär oder sekundär abheilen. Voraussetzung für die **primäre Wundheilung** sind glatte, dicht aneinander liegende Wundränder, die nicht bakteriell infiziert sind. Solche Wunden heilen rasch und komplikationslos und hinterlassen unauffällige Narben – wie man sich dies vor allem bei ästhetischen Eingriffen wünscht.

Kann eine Wunde nicht primär heilen – z. B. weil sie infiziert ist – kommt es zu einer länger

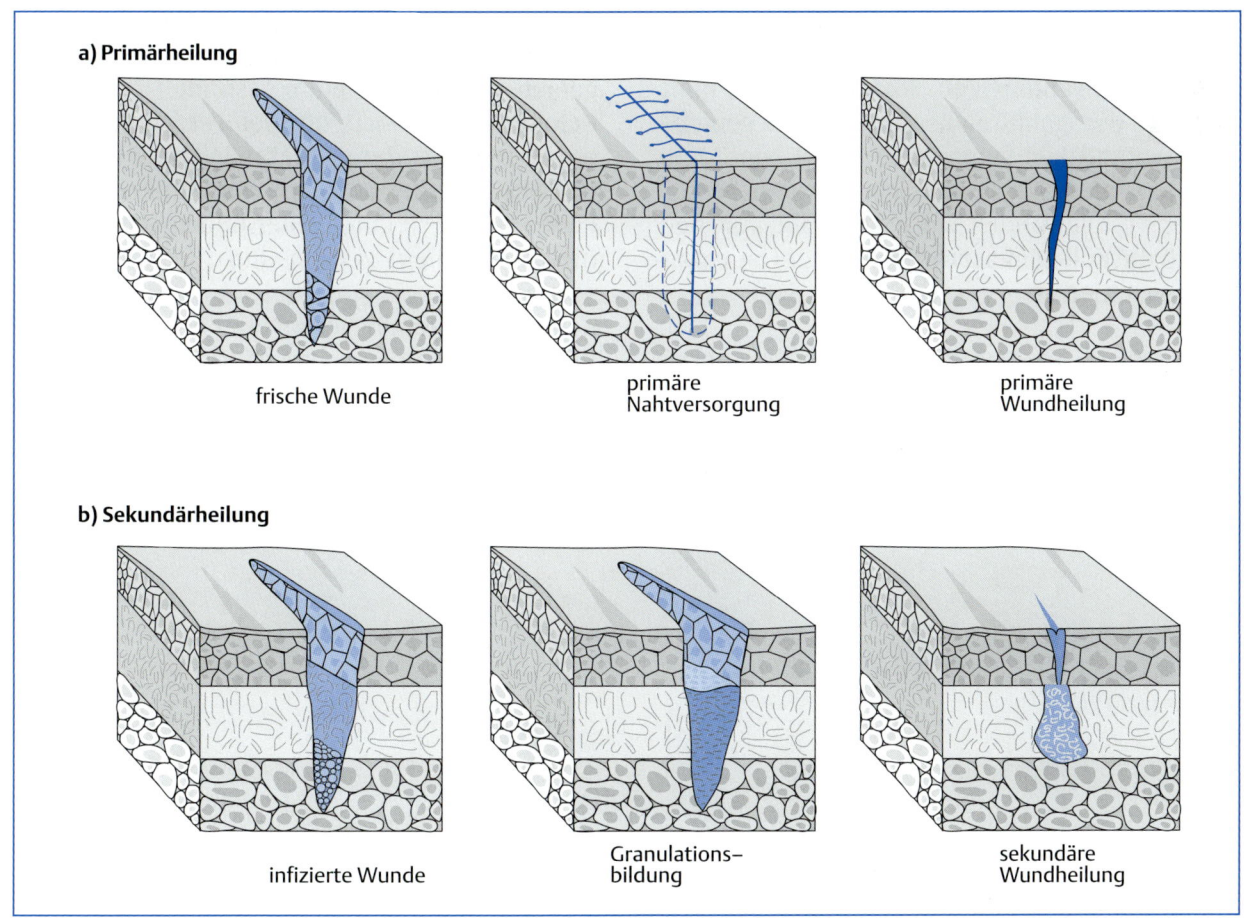

a) Primärheilung

frische Wunde   primäre Nahtversorgung   primäre Wundheilung

b) Sekundärheilung

infizierte Wunde   Granulations–bildung   sekundäre Wundheilung

☒ 1   Primäre und sekundäre Wundheilung, modifiziert nach (17).
Bei der sekundären Wundheilung können auffallende Narben zurückbleiben.

dauernden Wundsekretion. Vom Wundgrund aus bildet sich bei der **sekundären Wundheilung** reichlich Granulationsgewebe, eine weiche, zellreiche, leicht blutende Gewebsneubildung, die allmählich durch Narbengewebe ersetzt wird. Die sekundäre Wundheilung benötigt wesentlich mehr Zeit als die primäre, und sie hinterlässt oft auffälligere Narben.

Sowohl bei der primären als auch bei der sekundären Wundheilung unterscheidet man 3 typische Heilungsphasen:

- In der **exsudativen Phase** füllt sich die Wunde mit Sekret, das sich zu einem Gerinnsel verfestigt. Unter diesem Wundschorf wandern Blutzellen ins Gewebe ein, die Bakterien abtöten und Zelltrümmer abtransportieren.
- In der **proliferativen Phase** (etwa ab dem 2. Tag) bildet sich Granulationsgewebe. Immer mehr Fibroblasten wandern ins Wundgebiet ein, die nach etwa 4 Tagen mit der Kollagensynthese beginnen. Von den Wundrändern her sprossen zahlreiche Kapillaren in den Wundbereich hinein.
- Von der **reparativen Phase** spricht man, wenn das gefäßreiche junge Bindegewebe vom Rand her langsam in gefäß- und zellarmes, aber kollagenfaserreiches Narbengewebe umgewandelt wird. Allmählich ordnen sich die Kollagenfasern entlang der Hautspannungslinien an.

Nach etwa 4 bis 10 Tagen – je nach Körperregion – ist die Wunde so belastbar, dass die Fäden entfernt werden können. Die **volle Belastbarkeit** einer Narbe ist jedoch erst nach 12 bis 14 Monaten erreicht!

Hypertrophe Narben und Keloide

Nicht immer heilen Narben so komplikationslos und schön ab, wie man sich das wünscht. Manche Patienten neigen zu übermäßiger Bildung von Narbengewebe: **Hypertrophe Narben** entstehen während oder unmittelbar nach der primären Wundheilung. Das Narbengewebe überragt dann die umgebende Haut und ist oft gerötet. Typischerweise bleibt die hypertrophe Narbe auf das ursprüngliche Operationsgebiet beschränkt, und sie bildet sich nach einiger Zeit spontan zurück, sodass keine besondere Behandlung notwendig ist.

Bei bekannter Neigung zu Keloiden: lieber keine Schönheitsoperation!

Anders liegen die Dinge beim **Keloid**. Diese bindegewebige Wucherung wächst über das Wundgebiet in die umliegende gesunde Haut hinein. Keloide bilden sich oft bei verzögerter oder nach Abschluss der primären Wundheilung. Sie können groteske Ausmaße annehmen und den Patienten entstellen. Leider bilden sich Keloide nicht von allein zurück, ihre Behandlung ist schwierig.

Keloide entstehen gerne über dem Brustbein und bei jungen Menschen häufiger als im fortgeschrittenen Alter. Auch Menschen mit dunkler Haut und Asiaten neigen vermehrt zu Keloiden. Wenn eine entsprechende Veranlagung vorliegt, wird der Chirurg von einer Schönheitsoperation abraten.

Anatomische Grundlagen

Ohne allzu sehr ins Detail gehen zu wollen, möchten wir im Folgenden einige anatomische Grundlagen zusammenfassen, die für das Fachgebiet der Kosmetikerin und des Schönheitschirurgen von Bedeutung sind.

Aufbau der Haut

Als Kosmetikerin sind Sie mit den verschiedenen Schichten der Haut sicher bestens vertraut. Auch für den Arzt sind genaue Kenntnisse des Hautaufbaus von größter Bedeutung, vor allem dann, wenn er medizinische Peelings, Laserbehandlungen oder eine Dermabrasion durchführt.

Die **Epidermis** (Oberhaut) ist unsere eigentliche Schutzhülle gegenüber der Umwelt und zudem ein sehr aktiver Teil der Haut, denn hier laufen ständig Erneuerungsprozesse ab.

Die Epidermis besteht aus vielen verhornten Zellen, die von der **Basalschicht** (Stratum basale) ständig nachgebildet werden. Innerhalb von 3 bis 4 Wochen wandern diese Zellen an die Oberfläche, wobei sie sich ständig verändern: Zunächst bilden sie als Stachelzellen das **Stratum spinosum**. Im **Stratum granulosum** (Körnerschicht) sind die Zellen schon deutlich flacher, Zellteilungsrate und Wassergehalt nehmen ab. Über das **Stratum lucidum** (Glanzschicht) wird schließlich das **Stratum corneum** (Hornschicht) erreicht. An der Oberfläche schilfern sich ständig Hornschüppchen ab, sodass die mittlere Schichtdicke der Haut in etwa gleich bleibt.

Unter der Epidermis liegt die **Lederhaut** (Dermis, Corium, Kutis). Ober- und Lederhaut sind durch zapfenförmige Vorstülpungen fest miteinander verzahnt. Die Lederhaut enthält ein Netzwerk aus Kollagenfasern, das der Haut Festig-

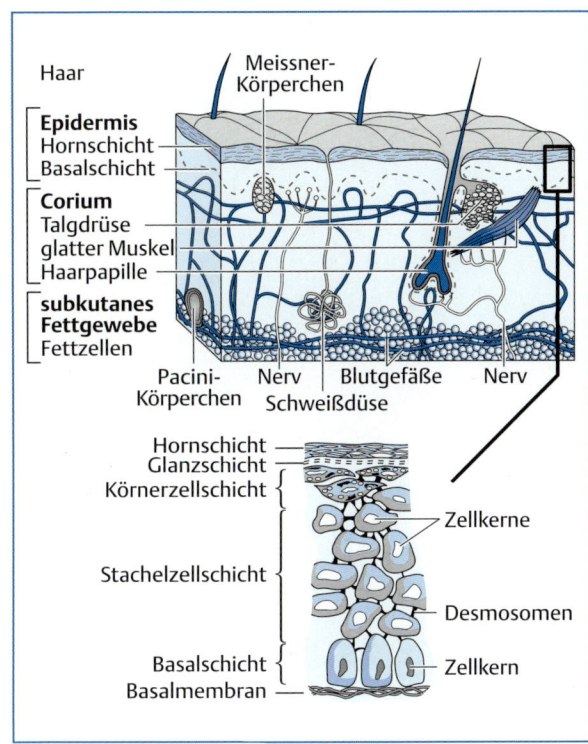

◪ 2 Hautschichten und Aufbau der Epidermis, modifiziert nach (19)

keit und Elastizität verleiht. Auch Blut- und Lymphgefäße, Nervenäste, Haare, Talg- und Schweißdrüsen findet man in großer Zahl in der Lederhaut.

Unterste Hautschicht ist die **Subkutis** (subkutanes Fettgewebe), das als Wärme- und Nahrungsspeicher sowie dem mechanischen Schutz dient.

Hautspaltlinien

Damit nach einer Operation nur eine ganz feine, zarte Narbe übrig bleibt, muss der Chirurg den

Schnitt möglichst in oder parallel zu einer Spaltlinie (Spannungslinie oder relaxed skin tension line, RST) der Haut setzen. Diese entsprechen Linien der minimalen Hautspannung. Spaltlinien der Haut hängen von der darunter liegenden Muskulatur ab und liegen quer zu ihr.

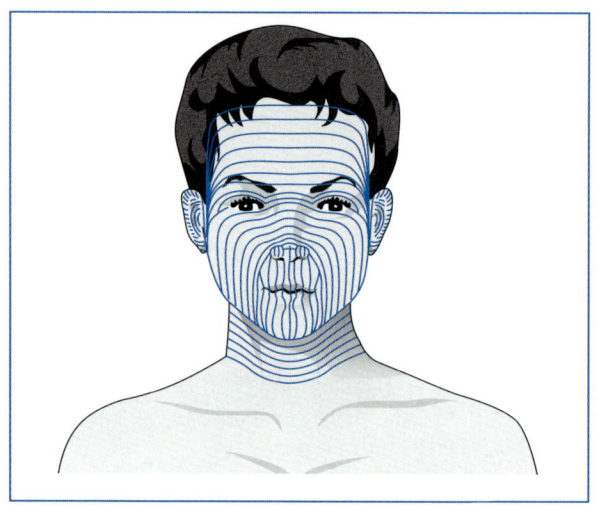

◉ 3 Hautspaltlinien im Gesicht

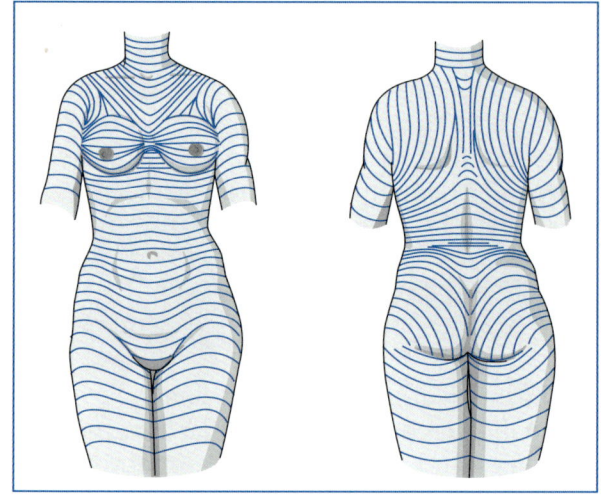

◉ 4 Hautspaltlinien am Körper

Mimische Muskulatur

Ob wir froh und entspannt, gestresst oder gar wütend sind: Unsere Gefühle und Stimmungen spiegeln sich in unserer Mimik wider. Verantwortlich dafür ist die mimische Muskulatur, auch **Ausdrucksmuskulatur** genannt. Diese kleinen, flachen Muskeln setzen am Knochen an und enden im Gewebe der Haut. Wer sie intensiv einsetzt, riskiert Falten und Fältchen um Augen und Mund oder auf der Stirn. Der Augenringmuskel ist beispielsweise für Krähenfüße verantwortlich. Die senkrechte Zornesfalte auf der Stirn entsteht, wenn der M. corrugator superciliaris (Augenbrauenrunzler) ständig an-

gespannt wird. Spritzt der Arzt geringe Mengen Botulinustoxin in die übermäßig aktiven mimischen Muskeln, kann er sie vorübergehend lähmen und so z.B. störende Krähenfüße oder Kämpferfalten für einige Monate glätten (s. S. 88 f.).
Selbstverständlich ist für den Schönheitschirurgen für sämtliche Eingriffe im Gesicht eine genaue Kenntnis der mimischen Muskulatur unabdingbar. Das gilt besonders für die verschiedenen Formen der Lifting-Operationen (s. S. 50 ff.).

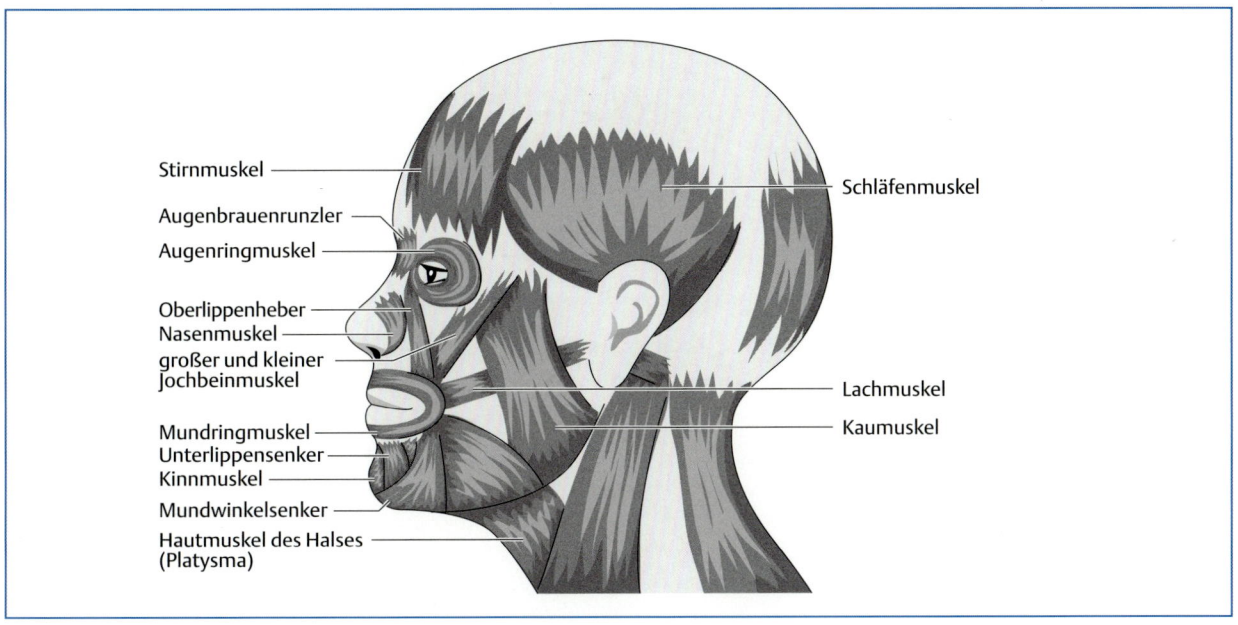

Stirnmuskel

Augenbrauenrunzler

Augenringmuskel

Oberlippenheber

Nasenmuskel

großer und kleiner
Jochbeinmuskel

Mundringmuskel

Unterlippensenker

Kinnmuskel

Mundwinkelsenker

Hautmuskel des Halses
(Platysma)

Schläfenmuskel

Lachmuskel

Kaumuskel

◎ 5   Die mimische Muskulatur ist für den Gesichtsausdruck verantwortlich. Modifiziert nach (16)

Testfragen

1. Was versteht man unter plastischer Chirurgie, was unter ästhetischer Chirurgie?
2. Alterungsprozesse laufen am ganzen Körper ab. Nennen Sie mindestens 3 Altersmerkmale der Haut.
3. Warum ist es für viele Patienten nicht einfach, einen guten Schönheitschirurgen zu finden?
4. Wie lange etwa wird ein Patient nach einer Schönheitsoperation krankgeschrieben?
5. Welche Komplikationen können im Zusammenhang mit einer Operation auftreten? Nennen Sie mindestens 3 Beispiele.
6. Schönheitsoperationen müssen vom Patienten selbst bezahlt werden. Aus welchen Posten setzt sich die Gesamtsumme zusammen?
7. Wenn bestimmte Umstände vorliegen, gelten manche Schönheitsoperationen als medizinisch indiziert. Nennen Sie 3 Beispiele für ästhetische Eingriffe, die die Krankenkassen unter bestimmten Voraussetzungen bezahlen.
8. Welche beiden Narkoseverfahren kommen in der Schönheitschirurgie hauptsächlich zur Anwendung?
9. Eine Patientin mit schwerer und schlecht eingestellter Zuckerkrankheit möchte ihr Gesicht liften lassen. Warum rät der Arzt ihr ab?
10. Was versteht man unter primärer und sekundärer Wundheilung?
11. Was ist eine hypertrophe Narbe, was ist ein Keloid?
12. Was sind Hautspaltlinien?

Auflösung der Testfragen ab S. 134

Die Eingriffe

mit 26 ausgewählten Bilddokumenten aus der Bodenseeklinik
(Prof. Dr. Dr. Mang) (Seite 28 bis 35)

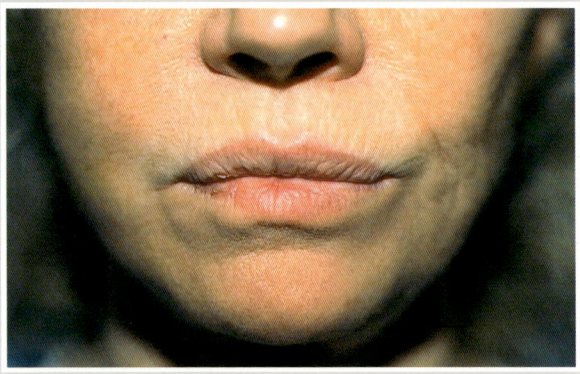
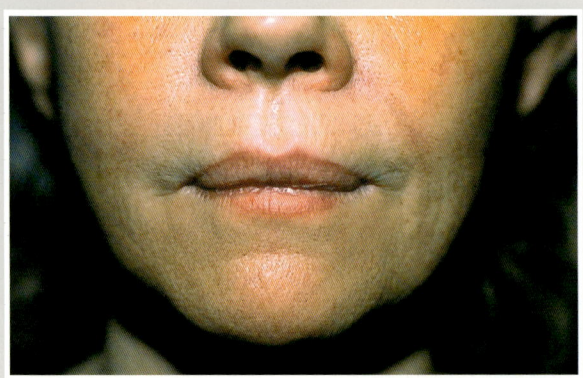

**Dermabrasion, Mundregion
Fettinjektion, Lippen**

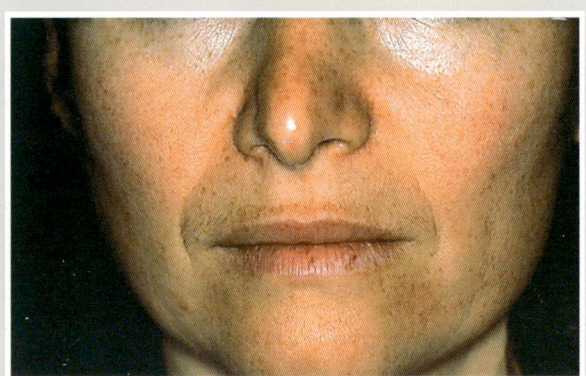
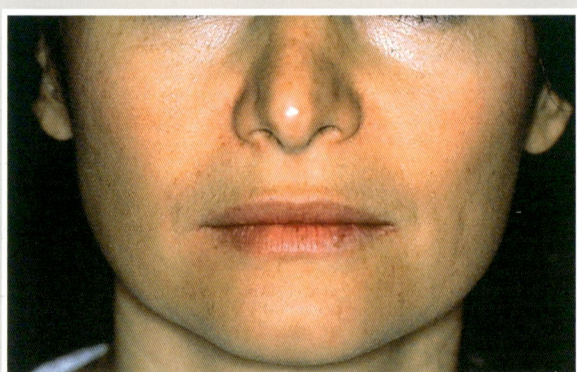

Kollagenunterspritzung, Nasolabioalfalte

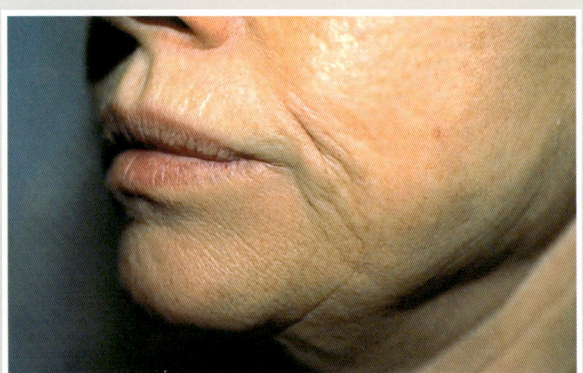
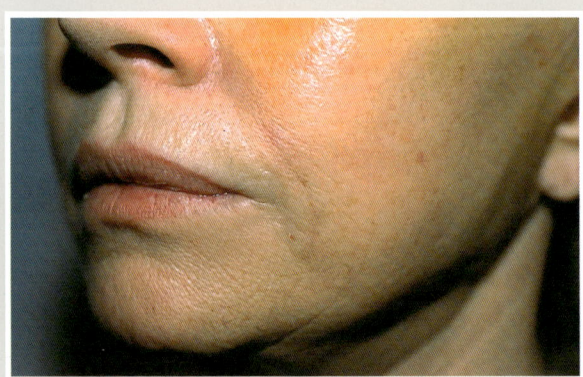

Kollagen-Zyplast, Mundregion, Stufe 1 Lifting

vorher . . .　. . . nachher

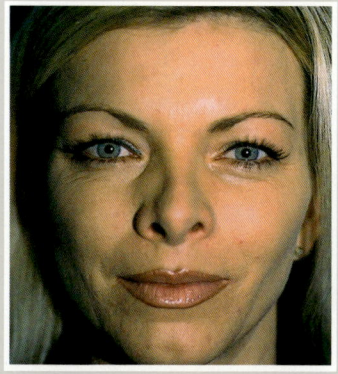
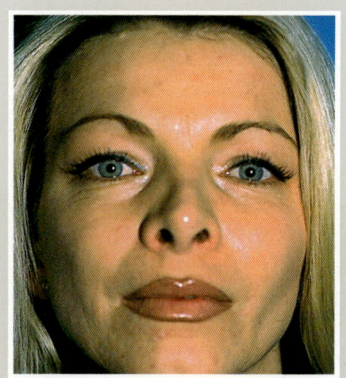

TCA-Chemical Peeling
Lippenauffüllung mit Hyaloronsäure

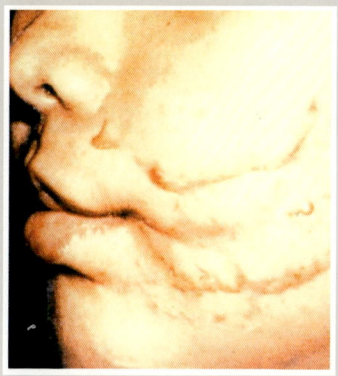
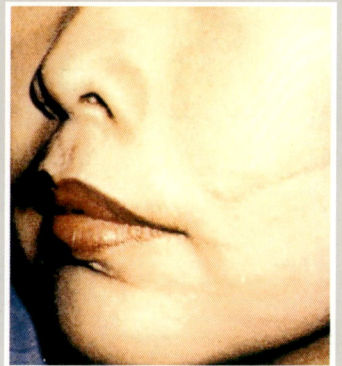

Lasertherapie, Narbe
Z-Plastik

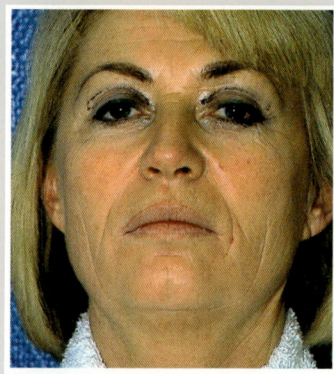
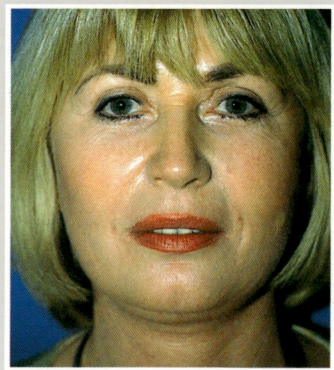

Botox, Fullface
CO_2-Laser, Hyaloronsäureinjektion

vorher . . .   . . . nachher

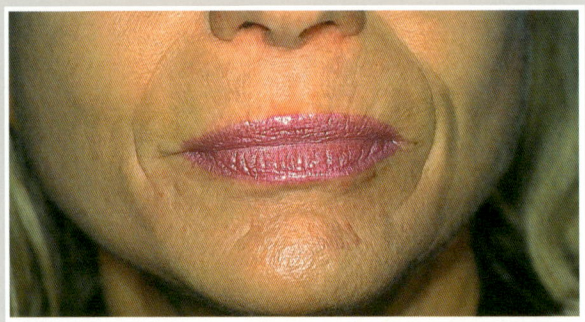
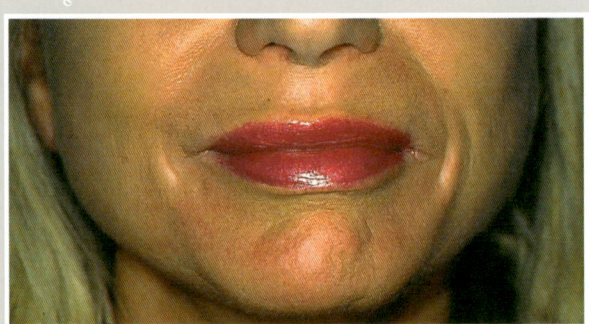

CO$_2$-Laser, Mundregion

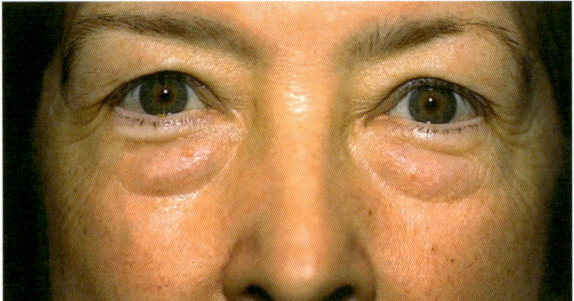
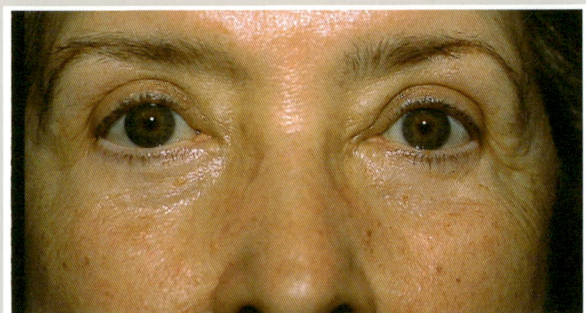

Korrektur der Ober- und Unterlider und der Tränensäcke

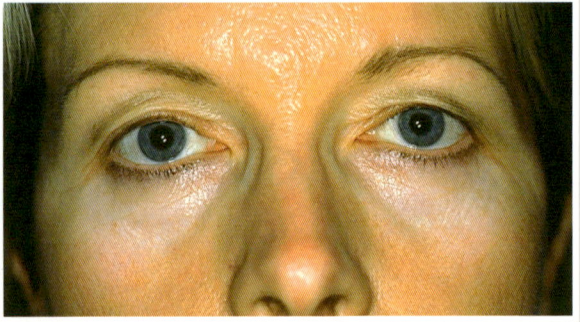
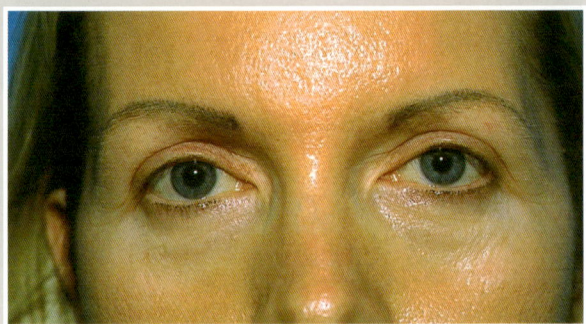

Korrektur der Oberlider

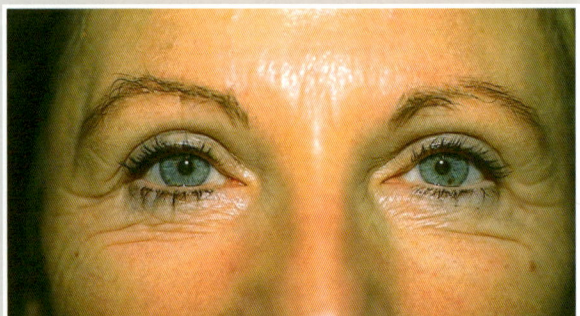
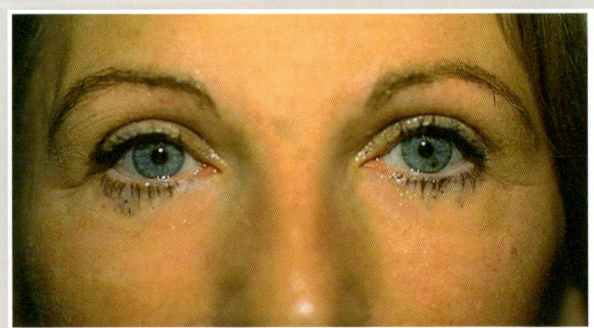

Korrektur der Unterlider
Erbium:YAG Laser und Botox

vorher . . . . . . nachher

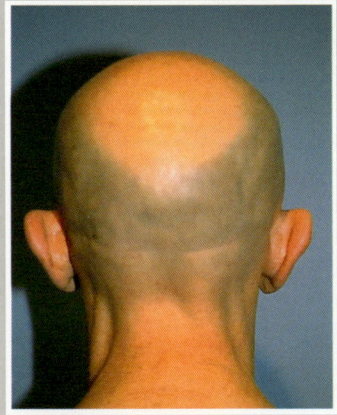 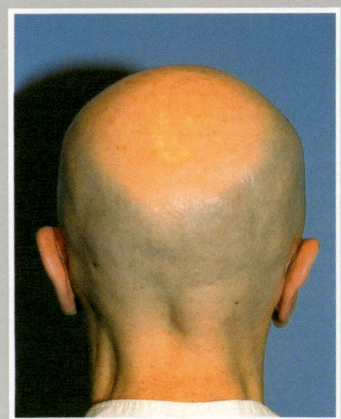

Ohrenanlegung

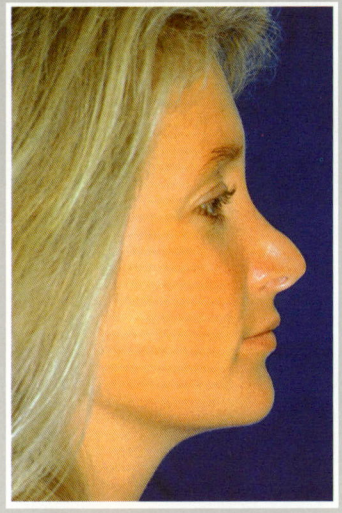 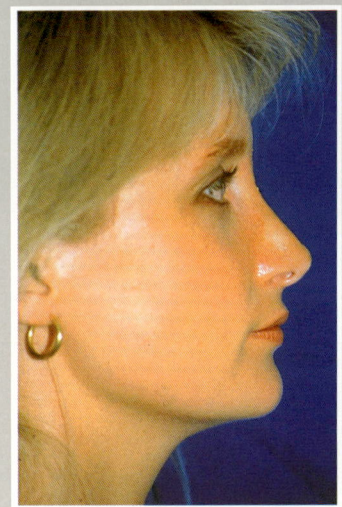

**Korrektur der Nasenspitze
nach zweimaliger Voroperation**

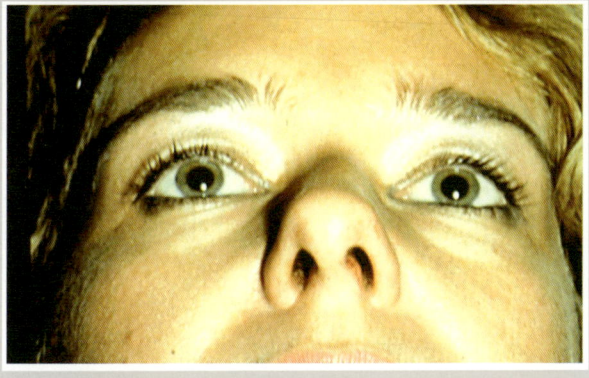 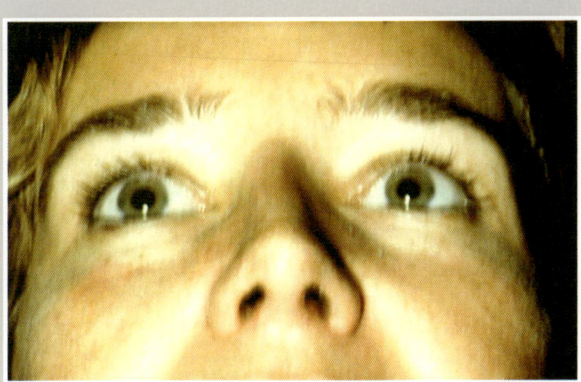

**Korrektur der Nasenspitze
(Mang-Technik)**

vorher . . .   . . . nachher

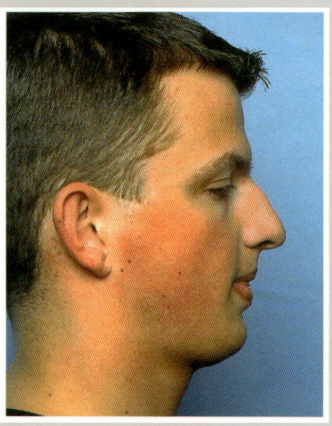
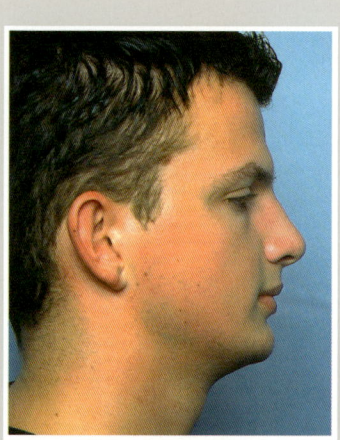

Nasenkorrektur

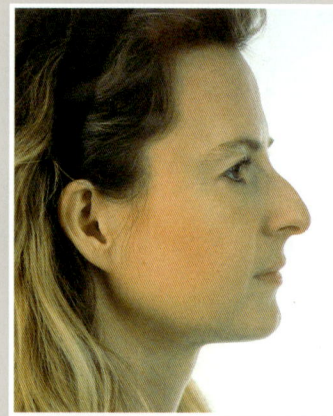
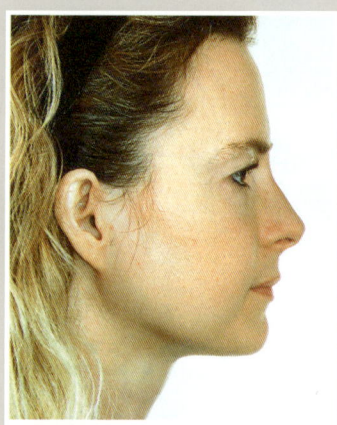

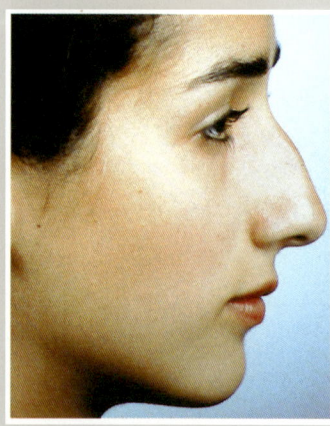
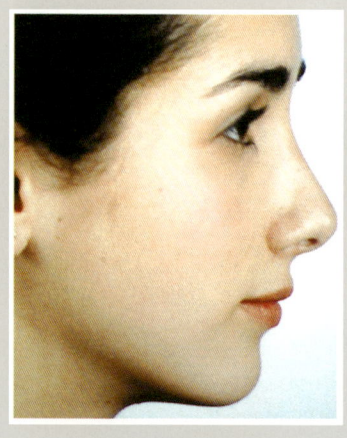

Korrektur der
Höcker-/Langnase

vorher . . .   . . . nachher

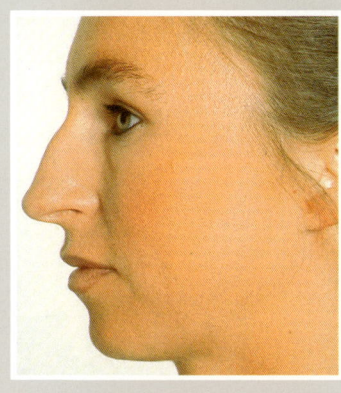

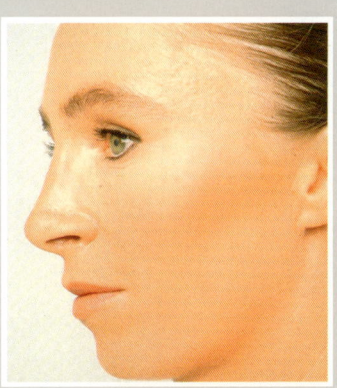

Nasenkorrektur
und Wangen-
implantate

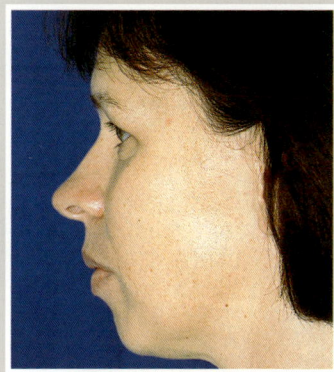

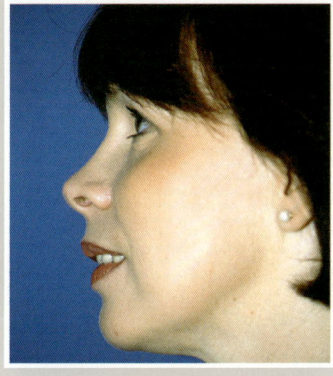

Nasen-Kinn-
Korrektur
Minifliftung

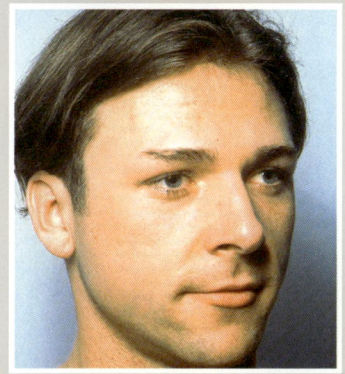

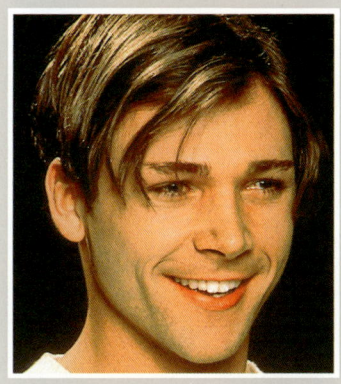

Profilplastik,
Gesichtsstyling

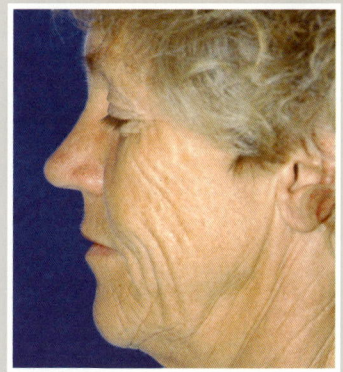

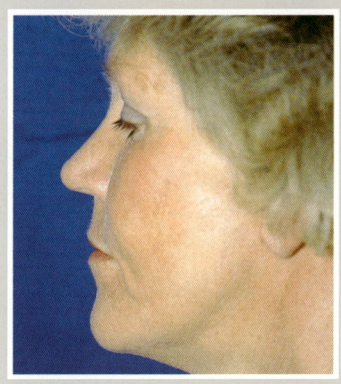

Stirn- und
Face-Lifting

vorher . . .   . . . nachher

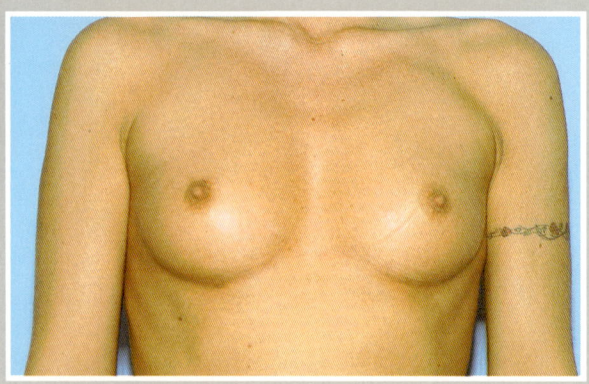
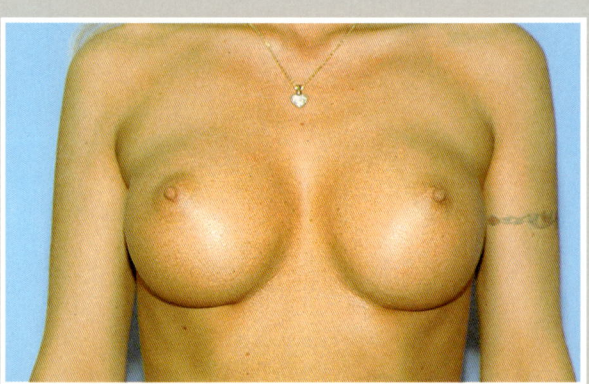

Brustimplantat (290 ml)

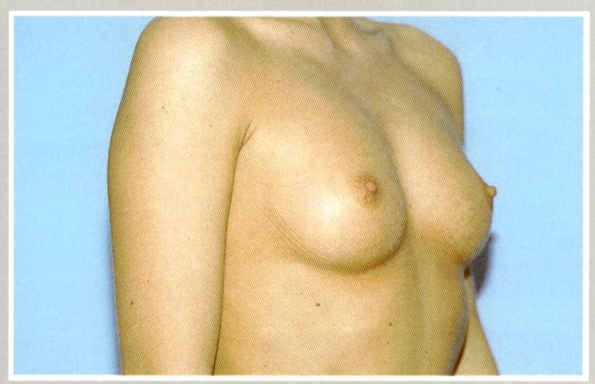
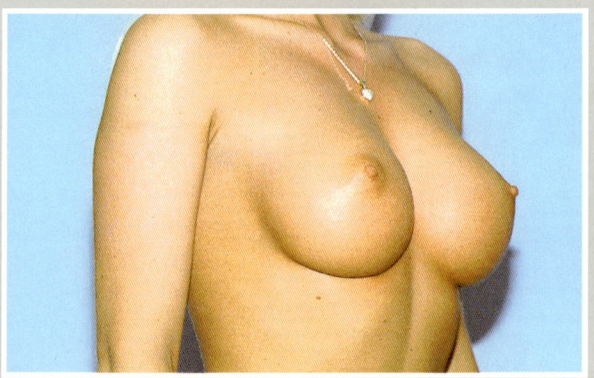

Brustimplantat (290 ml)

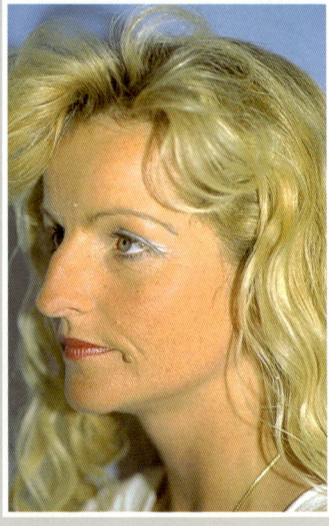
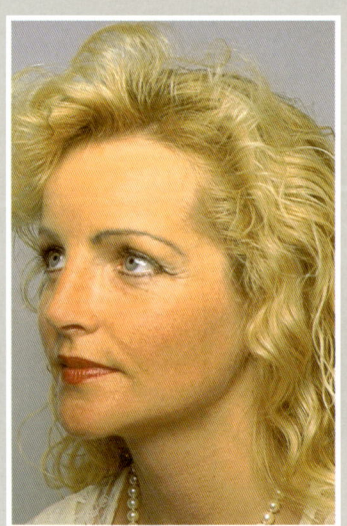

Nasenkorrektur, Facestyling

vorher . . .   . . . nachher

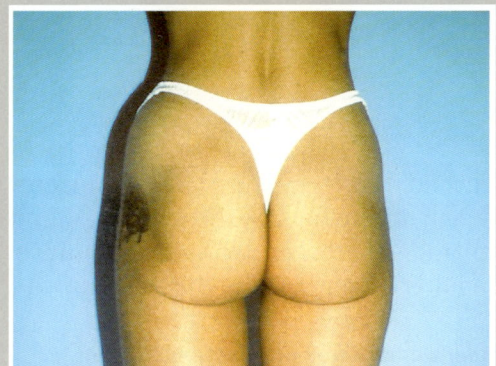

Liposuktion »Reithose«
Oberschenkelaußenseite, Po

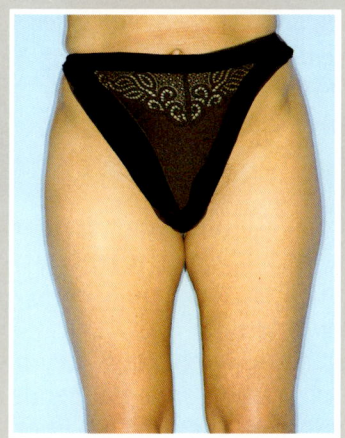
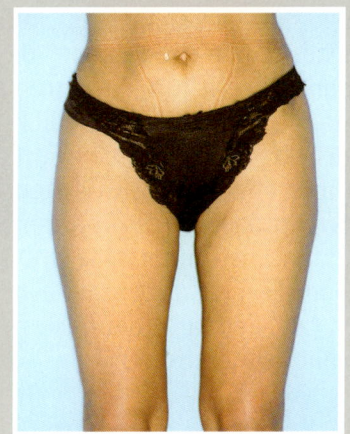

Liposuktion, Oberschenkel – Innenseite

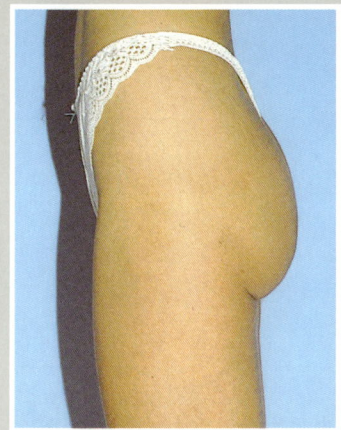
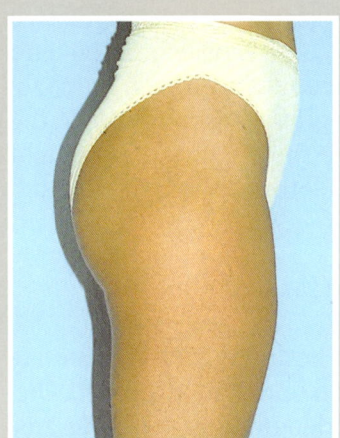

Liposuktion, Po

Oberlidkorrektur

Die Augen sind das, was wir im Gesicht unserer Mitmenschen meist zuerst wahrnehmen. Wenn wir miteinander sprechen, schauen wir unserem Gegenüber in der Regel in die Augen.

Schlaffe Lider signalisieren nachlassenden Elan.

Leider ist die Haut am Augenober- und -unterlid besonders zart, und die Elastizität lässt oft schon früh nach. Bereits Anfang Dreißig können sich rund um das Auge deutlich sichtbare Fältchen bemerkbar machen. Auch die feinen Lidmuskeln können schon in recht jungen Jahren an Spannkraft verlieren. Die Folge: Der Blick wirkt müde und gedrückt, das Gesicht nimmt einen wenig vitalen und eher pessimistischen Ausdruck an – auch wenn das mit der inneren Einstellung gar nicht übereinstimmt!
Lidkorrekturen sind bei Frauen und Männern beliebt und gehören zu den am häufigsten durchgeführten Schönheitsoperationen.

Was kann korrigiert werden?

Bei der Oberlidkorrektur wird überschüssige Haut, oft auch Fett- und Muskelgewebe entfernt. Dieser Eingriff ist relativ einfach durchzuführen, hat aber eine große Wirkung: Wenn die Schlupflider entfernt sind, wirkt das Gesicht wesentlich verjüngt, der Blick wacher und aufmerksamer.

Kleiner Eingriff – große Wirkung.

Bei vielen Menschen besteht eine **Asymmetrie** zwischen dem rechten und dem linken Lid. Diesen Seitenunterschied kann der Operateur ausgleichen, indem er einen unterschiedlich gro-

ßen Hautstreifen aus dem rechten bzw. linken Oberlid entnimmt.
Doch nicht alle Alterserscheinungen am Auge lassen sich mit einer einfachen Oberlidkorrektur beheben. Wenn vor allem die Haut am äußeren oberen Augenlid erschlafft ist, hilft ein endoskopisches Tumeszenz-Lifting. Und abgesunkene Augenbrauen lassen sich durch eine Stirn- und Augenbrauenanhebung korrigieren.

> *Bestimmte Schilddrüsen- und Nierenerkrankungen können eine Schwellung der Augenlider bedingen. Vor einer ästhetischen Lidkorrektur muss ausgeschlossen sein, dass eine solche Grunderkrankung vorliegt.*

Wir empfehlen unseren Patienten vor Lidoperationen außerdem eine **augenärztliche Untersuchung,** bei der Sehschärfe, Augeninnendruck etc. genau überprüft werden.
In seltenen Fällen ist das Gewebe des Augenoberlides so stark erschlafft, dass die hängende Haut die Sicht behindert. In diesem Fall übernehmen die Krankenkassen die Kosten für eine Lidstraffung (s. S. 16).

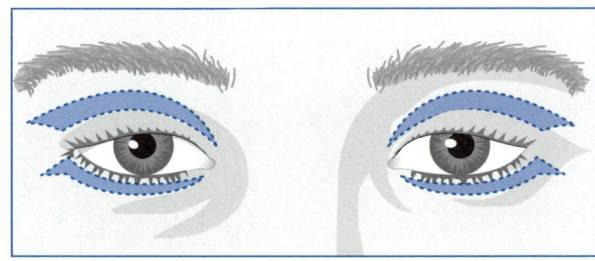

◉ 6 Lidkorrekturen: Um erschlafftes Gewebe zu straffen, wird aus dem Ober- bzw. Unterlid ein Hautstreifen entnommen

So wird's gemacht

Vor jedem Eingriff wird der Patient vom Operateur und vom Anästhesisten genau darüber aufgeklärt, wie Operation und Narkose durchgeführt werden und welche Komplikationen prinzipiell möglich sind (s. S. 14 ff.).
Fotos, die in der Regel in 3 Ebenen aufgenommen werden, erleichtern die Arbeit des Operateurs. Wir fotografieren unsere Patienten routinemäßig vor und nach jedem Eingriff, um das Ergebnis der Operation zu dokumentieren. Vor dem Eingriff zeichnet der Chirurg am wachen Patienten genau an, wie viel Haut am Oberlid entfernt werden soll und wo die Schnitte liegen werden.
Für die Oberlidkorrektur genügt eine **örtliche Betäubung**, die wir gerne mit einem Beruhigungsmittel kombinieren.
Die Schnitte legt der Operateur in die natürlichen Hautfältchen des Oberlids und etwa parallel zum Augenbrauenbogen und entfernt dann den mehrere Millimeter breiten Hautstreifen. Manchmal genügt schon die Hautresektion, um einen entsprechenden Verjüngungseffekt zu erreichen. In anderen Fällen entfernt der Chirurg zusätzlich Fettgewebe am inneren (zur Nase hin gelegenen) Oberlid und/oder einen Bindegewebs-Muskel-Streifen im seitlichen Lidbereich, um die gewünschte Straffung zu erreichen.
Anschließend wird die Wunde mit einem ganz feinen Faden verschlossen. Darüber wird ein spezielles Pflaster geklebt, das nach 2 Tagen abgenommen werden kann. Die Fäden entfernt der Arzt nach 4 bis 5 Tagen.
In den ersten 24 Stunden nach der Operation bekommt der Patient Eispads zur Kühlung der Lider, damit Schwellungen möglichst erst gar nicht entstehen. Antibiotika beugen einer Infektion vor.
Die kosmetische Nachbehandlung nach einer Lidkorrektur ist auf S. 121 f. beschrieben.

Muss man mit Komplikationen rechnen?

In aller Regel verläuft die Oberlidkorrektur komplikationslos, wenn sie von einem gut ausgebildeten und erfahrenen Operateur vorgenommen wird.
Dennoch sind Komplikationen nie mit hundertprozentiger Sicherheit auszuschließen.

Blutergüsse bilden sich in 1 bis 2 Wochen zurück.

Hämatome (blaue Flecken) um die Augen sind nach dem Eingriff normal und können mit einer Sonnenbrille, später evtl. mit Camouflage kaschiert werden. Sehr selten treten **große Blutergüsse** oder **Nachblutungen** auf, die abgesaugt werden müssen.
Gerade die zarte Lidhaut neigt zu **Schwellungen.** Nach einer Lidkorrektur können abschwellende Medikamente und Kälteanwendungen helfen. **Reizungen** der Bindehaut (durch Desinfektionsmittel oder durch die Manipulation bei der Operation) bilden sich meist spontan zurück.
Nach der Operation sollte sich der Patient vom Friseur die Haare nach hinten waschen lassen. Dabei an der Haut nicht ziehen oder zerren, weil es sonst zur **Wunddehiszenz** (Auseinanderweichen der Wundränder) kommen kann.
Eine Lidkorrektur hinterlässt in der Regel nur feine, kaum sichtbare Narben. Falls ein Patient zu **auffallender Narbenbildung** neigt, sollte er etwa ab dem 14. Tag zweimal täglich eine Narbensalbe im Lidschnittbereich einmassieren (etwa 6 Monate lang). Bei Überkorrektur kann es zu **Störungen des Lidschlusses** oder der **Tränensekretion** kommen. Falls sich der Lidschluss in den ersten Wochen und Monaten nach dem Eingriff nicht spontan bessert, kann operativ nachkorrigiert werden. Bei eingeschränktem Tränenfluss (Augentrockenheit) helfen Augentropfen.

Unterlidkorrektur

Schlaffe, faltige Haut am Augenunterlid oder gar Tränensäcke, die sich deutlich vorwölben, lassen das ganze Gesicht unschön und wenig dynamisch wirken. Frauen wie Männer dürfen nach einer Straffung hängender Unterlider mit einem deutlich frischeren, vitaleren Aussehen rechnen.

Was kann korrigiert werden?

Wie das Oberlid kann auch das Unterlid einen deutlichen Hautüberschuss aufweisen, der entfernt wird. Ursache von **Tränensäcken** ist mit Lymphflüssigkeit gefülltes Fettgewebe. Dieses muss konsequent entfernt werden, damit die unschönen Vorwölbungen unterhalb des Auges verschwinden.

Auch vor einer Unterlidstraffung sollte sich der Patient zunächst vom Augenarzt untersuchen lassen.

So wird's gemacht

Falls gewünscht, kann eine Unterlidkorrktur in örtlicher Betäubung erfolgen. Günstiger ist jedoch in vielen Fällen eine **Kurznarkose**: Der Chirurg arbeitet nämlich teilweise mit dem Mikroskop und benötigt ein absolut ruhiges Operationsgebiet.

Der Schnitt wird etwa 1 bis 2 mm unter den Wimpern angelegt und vom äußeren Augenwinkel nach innen geführt. Das äußere Ende des Schnittes läuft seitlich in einem natürlichen Krähenfüßchen aus. Außer dem Hautstreifen entnimmt der Chirurg auch einen wenige Millimeter breiten Streifen aus dem Augenringmuskel sowie Fettdepots, die für die Tränensäcke verantwortlich sind.

Bei dicker Haut und stark hängendem Lid kann der Operateur einen kleinen Teil des Muskels an den seitlichen Rand der knöchernen Augenhöhle fixieren, um eine bessere Raffung zu erzielen. Eine solche Kanthusnaht ist aber nur in Ausnahmefällen nötig.

Mit einem feinen Faden wird die Wunde verschlossen. Über die Naht kommt ein Spezialpflaster, das nach 1 bis 2 Tagen abgenommen werden kann. Die Fäden werden am 4. postoperativen Tag gezogen.

Die Unterlidkorrektur gehört zu den schwierigsten ästhetischen Operationen: Entfernt der Chirurg zu viel Haut, kann es zu einem Hängelid kommen. Entnimmt er zu viel Fettgewebe, resultiert ein so genanntes Hohlauge. Der Eingriff sollte nur von einem sehr erfahrenen Operateur vorgenommen werden.

Eine Nacht sollte der Patient nach der Operation in der Klinik verbringen und in den ersten 24 Stunden die operierten Lider intensiv kühlen. Um Infektionen vorzubeugen, verordnen wir für 5 Tage ein Antibiotikum.

Der Heilungsprozess dauert nach einer Unterlidkorrektur länger als nach einer Oberlidstraffung. Schwellungen und Blutergüsse können 2 bis 3 Wochen anhalten. Lymphdrainagen beschleunigen die Abschwellung (s. S. 101 ff.). Eine Sonnenbrille hilft, sonnenbedingte Reizungen der Wunde und der empfindlichen Bindehäute zu verhindern.

Muss man mit Komplikationen rechnen?

Prinzipiell sind die gleichen Komplikationen wie nach einer Oberlidkorrektur möglich (s. S. 37).

Hat der Operateur zu viel Haut am Unterlid entfernt, bleibt ein **Hängelid** (Triefauge) zurück, das sich aber unter entsprechender Behandlung innerhalb einiger Monate zurückbilden kann. Notfalls muss nachoperiert werden.

Nasenkorrekturen

Die Nase ist durch ihren zentralen Sitz im Gesicht ein echter Hingucker. Ihre Form und Größe prägen das Gesicht ganz wesentlich. Und anhand der Nase lassen sich Gesichter sehr gut charakterisieren – was Karikaturisten sehr wohl zu nutzen wissen!

Eine Nase, die zu groß, krumm, höckerig oder sonstwie unschön gestaltet ist, kann ihrem Besitzer sehr viel Kummer bereiten. Auffällige Nasen provozieren nämlich oft angeblich witzig gemeinte Bemerkungen, die aber sehr beleidigend und kränkend sein können.

Plastische Nasenoperationen gab es schon in vorchristlicher Zeit.

Wie sehr eine missgestaltete Nase ein Gesicht entstellen kann, wusste man auch schon in vorchristlicher Zeit: Dieben, Ehebrechern und Verrätern schnitt man zur Strafe kurzerhand die Nase ab. Damit waren die Bestraften für immer stigmatisiert und jedermann konnte schon von weitem sehen, dass der Betreffende mit den Gesetzen in Konflikt geraten war.

Kein Wunder, dass man schon vor rund 2500 Jahren versucht hat, fehlende Nasen operativ zu ersetzen. Auch die Syphilis und andere Infektionskrankheiten führten zu Nasendeformitäten, die man operativ zu beheben suchte.

Was kann korrigiert werden?

Heute können die unterschiedlichsten störenden Nasenmerkmale operativ beseitigt oder verbessert werden, z. B.:

- Korrektur einer Höcker-/Langnase,
- Begradigung einer schiefen Nase,
- Verschmälerung einer zu breiten Nase,
- Korrektur einer unschönen Nasenspitze,
- Auffüllung von Einsenkungen (z. B. bei einer Sattelnase).

Manchmal liegen zusätzlich zu der ästhetisch unschönen Nasenform auch noch eine verkrümmte Nasenscheidewand oder zu große Nasenmuscheln vor, die die **Nasenatmung behindern**. Auch dieses Problem kann bei der Nasenkorrektur gleich mitbehoben werden.

Wie sieht die Wunschnase aus?

Vor einer Nasenoperation vermisst der Chirurg die Nase des Patienten genau. Wenn bestimmte Winkel eingehalten werden, wirkt eine Nase harmonisch: Beispielsweise sollte der Winkel zwischen Oberlippe und Nase bei Frauen etwa 105 Grad betragen, bei Männern ungefähr 90 bis 95 Grad.

Solche Zahlen können aber nur Anhaltspunkte geben. Ein guter Schönheitschirurg verpasst seinen Patienten keine Einheitsnasen, sondern formt jede Nase so, dass sie sich harmonisch in das jeweilige Gesicht fügt und zu ihrem Träger passt. Ein markantes Gesicht verlangt eine andere Nase als ein eher rundes, weiches. Auch Körpergröße und Körperbau des Patienten spielen eine Rolle, wenn es darum geht, die ideale Nasenform festzulegen.

Ganz wichtig ist, dass Arzt und Patient vor dem Eingriff genau besprechen, wie die Nase werden soll und dass die Erwartungen des Patienten mit dem technisch Machbaren in Einklang zu bringen sind.

> *Nasenkorrekturen gehören zu den am häufigsten verlangten Schönheitsoperationen. Sie sind technisch anspruchsvoll und erfordern vom Operateur sehr viel Sorgfalt und Fingerspitzengefühl.*

So wird's gemacht

Vor einer ästhetischen Nasenoperation muss der Arzt überprüfen, ob die Nasenschleimhaut in Ordnung ist und die Nasenatmung einwandfrei klappt. Außerdem empfehlen sich Allergietests (weil Allergien häufig die Nasenschleimhaut beeinträchtigen), eine Geruchs- und Geschmacksprüfung sowie Röntgenaufnahmen der Nase. Fotografien dokumentieren, wie die Nase vor der Operation ausgesehen hat.

Operiert wird in der Regel in Vollnarkose. Sehr häufig können die erforderlichen **Schnitte** in die Schleimhaut der Nasenvorhöfe gelegt werden, sodass man sie später von außen **nicht sieht**. Je nach Eingriff können auch kleine Schnitte z. B. am Nasenflügelansatz notwendig werden.

Durch die Schnitte in der Schleimhaut führt der Chirurg spezielle Operationsinstrumente ein, mit denen er die Weichteile der Nase abpräpariert und sich so Zugang zum Nasenskelett verschafft. Auf diese Weise können z. B. die knöchernen und knorpeligen Anteile eines Nasenhöckers abgetragen, eine unschöne Nasenspitze korrigiert oder eine Sattelnase mit Knochen oder Knorpel aufgefüllt werden. Wenn notwendig, korrigiert der Chirurg die Nasenscheidewand oder verkleinert die Nasenflügel.

Soll eine Höcker-/Langnase operiert werden, müssen die Nasenbeine von ihrer Basis abgelöst werden, weil nur auf diese Weise die Nase optimal verschmälert und ein filigraner Nasenrücken geformt werden kann. Verständlich, dass eine operativ völlig neu konfigurierte Nase nach dem Eingriff für einige Zeit behandelt werden muss wie ein rohes Ei!

Nachdem die Schnitte vernäht sind, werden Tamponaden in die Nasenlöcher eingelegt. Anschließend klebt der Operateur Spezialpflaster dachziegelartig auf den Nasenrücken auf. Der Pflasterverband soll für eine Kompression sorgen und Blutergüsse und Schwellungen verhindern helfen. Über den Pflasterverband kommt ein Nasengips und anschließend noch eine Kunststoffpelotte, damit die neue Nase gut geschützt wird.

Nach der Operation: 8 Tage absolute Ruhe einhalten!

Damit die Nase gut heilt, sollte sich der Patient 8 Tage lang ganz ruhig verhalten: wenig sprechen, nicht lachen und grimassieren, nichts Hartes kauen.

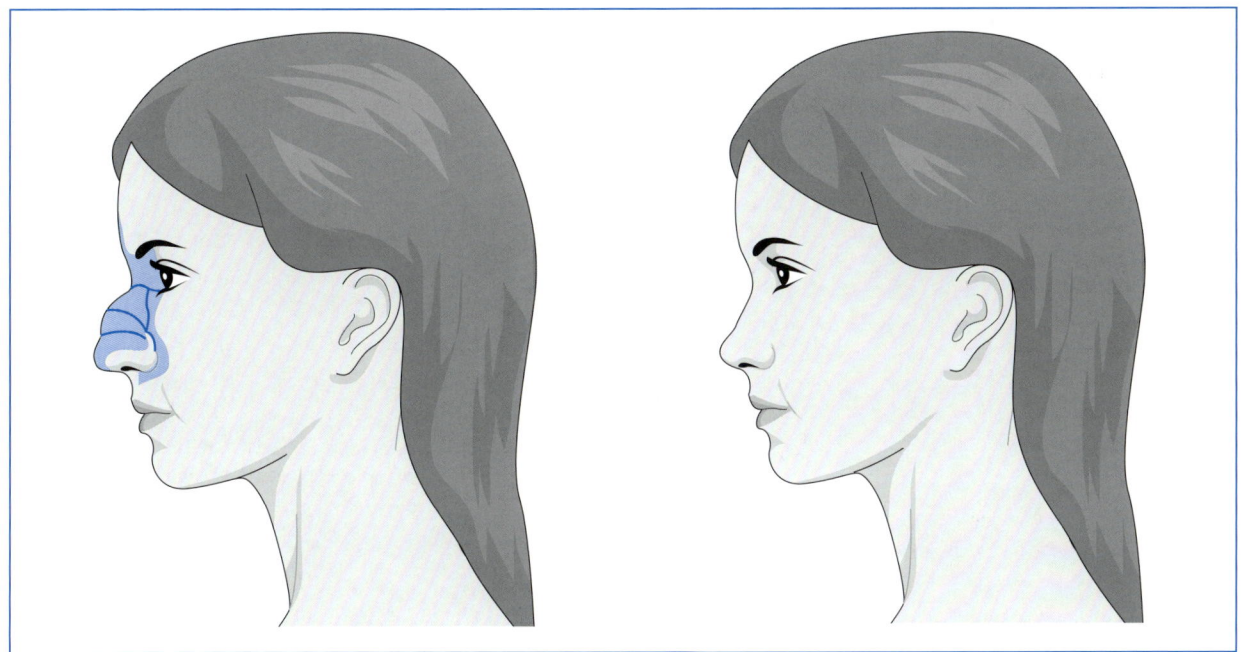

◉ 7   Patientin mit einer Höcker-/Langnase vor und nach Nasenkorrektur

Schon während der Operation verabreichen wir ein Antibiotikum, um Infektionen zu vermeiden. Nach dem Eingriff nimmt der Patient dieses Medikament noch weitere 5 Tage ein.

Nach 24 Stunden können die Tamponaden aus der Nase entfernt werden, und nach 6 bis 8 Tagen wechselt der Operateur den Gips – bei dieser Gelegenheit bekommt der Patient seine neue Nase erstmals zu sehen. Für weitere 4 Wochen klebt der Patient abends selbst einen dachziegelartigen Pflasterverband auf den Nasenrücken.

Erst nach einem halben Jahr ist eine operierte Nase völlig verheilt und so stabil wie vor dem Eingriff.

Die Nachbehandlung nach Nasenkorrekturen ist auf S. 123 f. ausführlich beschrieben.

Muss man mit Komplikationen rechnen?

In den ersten beiden Wochen nach dem Eingriff kann es zu **behinderter Nasenatmung** kommen, weil die Schleimhaut noch geschwollen ist und Wundsekret absondert. Auch **Nasenbluten** ist möglich. Die **Sensibilität** an der Nasenspitze und Oberlippe, aber auch an der Nasenschleimhaut kann vorübergehend **vermindert** sein. Diese Gefühlsstörung bildet sich jedoch in der Regel von allein zurück. Verletzungen des **Tränenkanals** oder der **Schädelbasis** treten ebenso wie **Defekte der Nasenscheidewand** extrem selten auf.

Komplikationen, die prinzipiell nach jeder Operation auftreten können, haben wir auf S. 14 beschrieben.

Sollte der Patient mit dem Ergebnis der Nasenoperation nicht zufrieden sein, kann nach Ablauf eines Jahres nachkorrigiert werden.

Lippenvergrößerung

Volle Lippen lassen ein (weibliches) Gesicht attraktiv wirken und verleihen ihm eine erotische Ausstrahlung, während schmale, dünne Lippen streng und irgendwie verkniffen aussehen. Die Lippenvergrößerung wird heute sehr oft gewünscht, und zwar überwiegend von Frauen.

Natürlich kann man zu schmale Lippen auch größer schminken – dann muss man allerdings mehrmals täglich nachbessern – oder mit Hilfe von Permanent Make-up optisch vergrößern. Bei genauem Hinsehen fällt die Korrektur aber doch oft auf.

Was kann korrigiert werden?

Schmale Lippen können verbreitert, leere Lippen aufgefüllt, ein flacher Amorbogen schöner gestaltet werden.

So wird's gemacht

Es gibt verschiedene Möglichkeiten, Lippen zu vergrößern. Die erste Methode ist, die Lippen zu **unterspritzen** bzw. aufzuspritzen. Dazu stehen **Fremdmaterialien** wie Silikon oder Kunststoffe zur Verfügung oder **biologische Substanzen** wie Kollagen, Hyaluronsäure oder Eigenfett.

Entenschnabellippen durch Fremdmaterial.

Wir sind absolute Verfechter der **biologischen Implantate**, weil diese mit wesentlich weniger Nebenwirkungen und Komplikationen behaftet sind als Fremdmaterialien. Wir injizieren also biologische Materialien und formen die Lippen ganz natürlich. Weil biologische Implantate mit der Zeit vom Körper abgebaut werden, muss die Unterspritzung nach einiger Zeit wiederholt werden. Entscheidet man sich für Kollagen, sollte vor der Unterspritzung eine Kollagen-Allergie ausgeschlossen werden (etwa 4 Wochen vor dem Eingriff probeweise eine kleine Menge Kollagen in den Arm spritzen).

Wenn Patienten eine **permanente Lippenvergrößerung** durch nicht einspritzbare Materialien wünschen, bevorzugen wir Softform. Dabei handelt es sich um einen Gore-Tex-Faden, der durch zwei kleine Schnitte seitlich am Mundwinkel eingezogen wird und die Lippe individuell vergrößert.

Nach einer Lippenvergrößerung sollte man in den ersten Tagen die Lippen noch etwas schonen, also wenig sprechen und lachen, nur Weiches essen und eventuell mit einem Strohhalm trinken.

Manche Schönheitschirurgen vergrößern die Oberlippe auch, indem sie genau oberhalb der Oberlippe einen Hautstreifen entfernen, das Lippenrot nach oben ziehen und mit der weißen Oberlippenhaut zusammennähen. Dieses Vorgehen verlangt eine erstklassige Nahttechnik, denn Narben an der Oberlippe fallen sofort auf.

Muss man mit Komplikationen rechnen?

Schwellungen und Rötungen bilden sich in der Regel wenige Tage nach der Unterspritzung bzw. nach Einziehen des Softform-Fadens spontan zurück. Auch geringe Gefühlsstörungen bedürfen keiner Behandlung. Infektionen sind nach Lippenvergrößerungen sehr selten.

Wie bereits erwähnt, können injizierbare Fremdmaterialien wie **Flüssigsilikon** Probleme bereiten: Es besteht die Gefahr, dass sich das Implantat verhärtet und die Lippen unschön verformt. Man sieht dann die so genannten Entenschnabellippen, die äußert befremdlich aussehen! Flüssigsilikon kann aus dem Gewebe nicht wieder entfernt werden. Aus diesem Grund lehnen wir Flüssigsilikon ab und bevorzugen biologische Implantate.

Falls es nach Implantation eines Gore-Tex-Fadens zu Störungen kommen sollte, kann dieser wieder entfernt werden.

Kinn- und Wangenkorrekturen

Eine flache Wangenpartie, ein fliehendes oder vorstehendes Kinn oder die Kombination Höckernase – fliehendes Kinn lassen das Gesicht von vorne und vor allem von der Seite unharmonisch wirken. In diesen Fällen empfiehlt sich die **Profilkorrektur**, bei der oft verschiedene Eingriffe miteinander kombiniert werden.

Was kann korrigiert werden?

Sehr häufig melden sich Patienten mit einer Höcker-/Langnase und einem fliehenden Kinn zur Profilkorrektur. Manchmal kann dann der abgetragene Nasenhöcker dazu dienen, das Kinn zu vergrößern.
Bei flachen Wangen oder einem fliehenden Kinn kann man die von Natur aus schlecht ausgebildeten Knochenstrukturen operativ auffüttern und so ein schönes, harmonisches Profil formen.

So wird's gemacht

Meist wählt man für den Eingriff eine **Vollnarkose.** Wird nur eine Kinnplastik durchgeführt, kann man sich auch für eine örtliche Betäubung entscheiden.
In der Regel polstert man mit vorgeformten **Hart-Silikonimplantaten** das Kinn oder die flache Wangenpartie auf. Der Chirurg wählt den operativen Zugang so, dass keine äußerlich sichtbaren Narben zurückbleiben: Bei fliehendem Kinn wird das Implantat über die Schleimhaut der Unterlippe eingeführt und durch Nähte oder Schrauben am Knochen fixiert. Wan-

genimplantate kann man über die Vorderwand der Kieferhöhle (also über die Schleimhaut des Oberkiefers) einbringen und auf den Jochbögen festnähen. Wird gleichzeitig ein Face-Lifting durchgeführt, kann man die Wangenimplantate auch über den seitlichen Face-Lifting-Zugang einfügen.

Muss man mit Komplikationen rechnen?

Komplikationen, die im Prinzip nach jeder Operation auftreten können, haben wir auf S. 14 beschrieben.

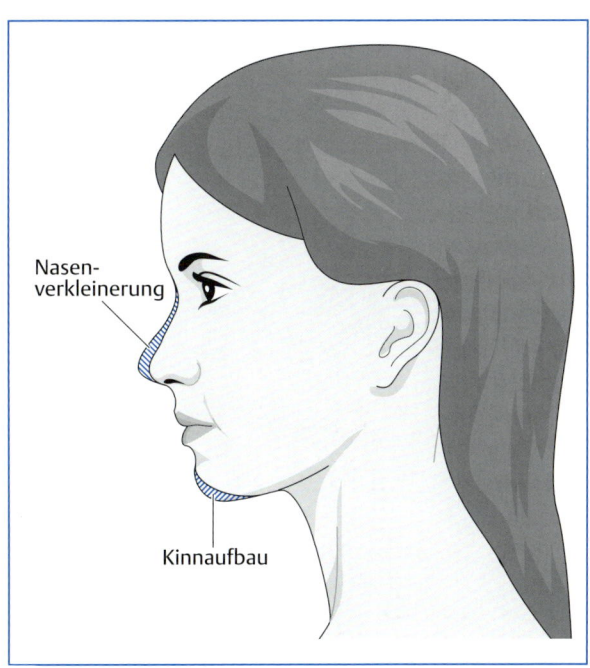

Nasen-
verkleinerung

Kinnaufbau

📷 8 Profilplastik: Die zu große Nase wird korrigiert, das fliehende Kinn aufgebaut

45

Kommt es bei der Kinnplastik zu einer **Schädigung** des **Unterkiefernervs**, kann ein Taubheitsgefühl oder Missempfindungen an Unterlippe und Mundschleimhaut auftreten. Meist bilden sich diese spontan zurück.

Verrutschen die eingebrachten **Implantate**, können sich die Gesichtszüge sehr unvorteilhaft verändern. In diesem Fall muss operativ nachkorrigiert werden.

Bei der Profilkorrektur nach Mang wird der entfernte Nasenhöcker in das Kinn verpflanzt, sodass mit Eigenmaterial in vielen Fällen ein optimales Ergebnis erreicht werden kann.

Ohranlegung

Auffallend abstehende Ohren können schon für Kinder zum Riesenproblem werden – nämlich dann, wenn sie wegen ihrer Deformität von Gleichaltrigen permanent gehänselt und von gemeinsamen Spielen ausgeschlossen werden. Wenn Ohren abstehen, liegt das an einer Fehlentwicklung des Ohrknorpels, die operativ gut korrigiert werden kann. Das früher so beliebte Ankleben des Ohrs in der Hoffung, es würde irgenwann einmal dauerhaft in der gewünschten Stellung bleiben, nützt gar nichts.

Was kann korrigiert werden?

Unschön abstehende Ohren kommen gerade bei knochigen oder eher asthenischen Menschen nicht selten vor. Manchmal steht auch nur ein Ohr ab, das andere nimmt eine völlig unauffällige Stellung ein.

Ohrmuschelkorrektur schon im Vorschulalter.

Ab dem 5. Lebensjahr wächst die Ohrmuschel nicht mehr stark, sodass die Ohren bereits im Vorschulalter operativ angelegt werden können (Anthelixplastik). Dieser Zeitpunkt ist auch sinnvoll, um dem Kind spätere Hänseleien durch Schulkameraden zu ersparen.
Wenn abstehende Ohren bei einem Kind operiert werden, übernehmen in der Regel die Krankenkassen die Kosten. Erwachsene müssen meist selbst bezahlen.

So wird's gemacht

Vor dem Eingriff werden beide Ohren genau untersucht – auch die Gehörgänge und Trommelfelle –, vermessen und fotografisch dokumentiert.
Kleine Kinder sollten in **Vollnarkose** operiert werden. Etwa ab dem 10. Lebensjahr ist eine Ohranlegung meist problemlos in **Lokalanästhesie** machbar.

Durch die Operation soll in der Regel eine Verkleinerung, Neuformung und Rückverlagerung der neugeformten und verkleinerten Ohrmuschel erreicht werden.

Hinter dem Ohr wird für die spätere Schnittführung eine Hautsichel eingezeichnet, deren Größe sich danach richtet, wie stark die Ohren abstehen. Der Hautlappen wird herausgeschnitten und die Rückfläche des Ohrknorpels freipräpariert. Anschließend wird ein Teil des Knorpels entfernt und die neue Anthelix geformt. Ist der Knorpel dünn und wurde exakt präpariert, kann der Chirurg auf Knorpelnähte verzichten. Nach sorgfältiger Blutstillung verschließt der Operateur die Wunde mit mehreren Nähten. Die Korrektur des gegenüberliegenden Ohrs schließt sich an – sind die Ohren nicht genau symmetrisch, muss dies bei der Operation berücksichtigt und ausgeglichen werden.

Eine **sorgfältige Verbandstechnik** ist für die Feinmodellierung und komplikationslose Ausheilung wichtig: Der Gehörgang wird durch einen kleinen Ohrpfropfen geschützt, und hinter das Ohr und in die Ohrmuschel legt der Operateur einen mit antibiotischer Salbe getränkten Gazestreifen. Mehrere Kompressen werden mit einer Klebefolie auf dem Ohr fixiert, da-

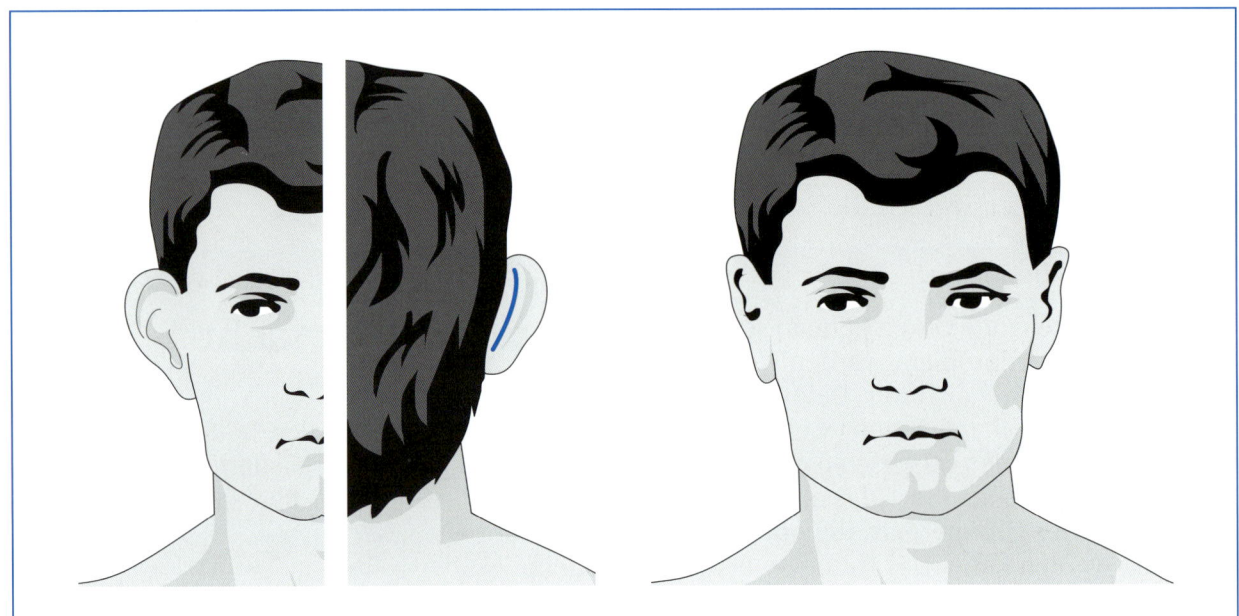

🔎 9 Abstehende Ohren werden durch einen Schnitt hinter dem Ohr »angelegt« (links).
Gutes Ergebnis nach dem Eingriff (rechts)

rüber kommt dann noch ein schützender Kopf-verband, den der Patient 8 Tage lang trägt. Ein Antibiotikum beugt Infektionen vor. Die Opera-tion wird in der Regel ambulant durchgeführt. Nach 8 Tagen zieht der Arzt die Fäden. Das Ohr ist noch empfindlich, und der Patient sollte jetzt noch 4 Wochen lang nachts ein Stirnband tragen. Nach etwa 6 Monaten ist das Ohr völlig abgeheilt (Nachbehandlung s. S. 124).

Muss man mit Komplikationen rechnen?

Schwellungen und leichte Nachblutungen sind möglich. Um Infektionen zu verhindern, geben wir ein Antibiotikum. Sollte es trotzdem zu einem **Pochen im Ohr**, zu Schmerzen oder gar Fieber kommen, muss der Patient umgehend den Arzt kontaktieren: Es könnte sein, dass die Wunde sich infiziert hat. Eine Infektion im frisch operierten Ohr kann zu unschönen Defor-mierungen führen und muss deshalb sofort kon-sequent behandelt werden.

Testfragen

13. Was wird bei der Oberlidkorrektur entfernt?
14. Woraus bestehen Tränensäcke?
15. Welches ist die technisch anspruchsvollere Operation: die Oberlid- oder die Unterlidkorrektur?
16. Wie ist es zu erklären, dass bereits in vorchristlicher Zeit plastische Nasenoperationen versucht wurden?
17. Nennen Sie mindestens 3 Nasendeformitäten, die heute operativ korrigiert werden können.
18. Ein Chirurg plant bei einer jungen Frau eine Nasenkorrektur. Wie groß sollte der Winkel zwischen Oberlippe und Nasensteg etwa sein?
19. Hinterlässt eine ästhetische Nasenkorrektur in jedem Fall äußerlich sichtbare Narben?

20. Wie lange dauert es etwa, bis eine operativ korrigierte Nase so stabil ist wie vor dem Eingriff?
21. Warum sollte der Arzt bei der Lippenvergrößerung biologische Implantate bevorzugen?
22. Ein fliehendes Kinn und flache Wangen sollen operativ aufgefüttert werden. Welche Implantate eignen sich hierzu?
23. Können abstehende Ohren korrigiert werden, indem man sie für längere Zeit immer wieder anklebt?
24. Warum ist es ein Alarmzeichen, wenn nach einer operativen Ohranlegung pochende Schmerzen im Ohr auftreten?

Auflösung der Testfragen ab S. 134

Face-Lifting

Runzeln und Falten, absackende Gesichtskonturen, müde wirkende Augen und ein pessimistischer Zug um den Mund – nicht jeder mag sich mit den Spuren abfinden, die gelebtes Leben im Gesicht hinterlassen. Vor allem dann nicht, wenn der Alterungsprozess relativ früh einsetzt.

In Deutschland entschließen sich jedes Jahr mehrere tausend Frauen und zunehmend auch Männer für ein Face-Lifting. Die Gründe dafür sind unterschiedlich. Viele Frauen fühlen sich heute auch mit 50 oder 60 noch jung, aktiv und unternehmungslustig und möchten, dass ihr Äußeres mit diesem Lebensgefühl übereinstimmt (ich fühle mich jung und möchte auch so aussehen).

Ein schön geliftetes Gesicht steigert das Selbstwertgefühl.

Andere möchten nach einer schwierigen Lebensphase, wie z. B. nach einer Scheidung oder Tod des Partners, etwas Positives für sich und ihr Aussehen tun oder vielleicht die Spuren verwischen, die jahrelanger Kummer in ihrem Gesicht hinterlassen hat. Nicht zuletzt spielt auch der berufliche Konkurrenzkampf eine wichtige Rolle, wenn sich Frauen und Männer zum Face-Lifting anmelden. Schließlich stehen Jugendlichkeit, Vitalität und gutes Aussehen in unserer Gesellschaft hoch im Kurs, und es ist sogar wissenschaftlich nachgewiesen, dass attraktive Menschen im Berufsleben die Nase vorn haben. Kein Wunder also, wenn Menschen aus Berufen, in denen gutes Aussehen wichtig ist, die Kunst des Schönheitschirurgen in Anspruch nehmen, um mit jüngeren Kollegen Schritt halten zu können. Für viele bedeuten weniger Falten mehr Lebensqualität – im Berufs- wie im Privatleben.

Was kann korrigiert werden?

Es gibt verschiedene Lifting-Verfahren, deren Ziel es ist, die gealterte Gesichtshaut und eventuell das darunter liegende Gewebe zu straffen, überschüssige Haut zu entfernen und Falten zu mindern. Das Ergebnis ist ein glatteres, frisches Gesicht, das um Jahre jünger wirkt.

Ein gelungenes Face-Lifting lässt ein Gesicht um Jahre verjüngt, frisch und positiv wirken. Natürlich kann der Eingriff aus einer reifen Frau keine Jugendliche machen.

Allerdings: Auch mit den ausgefeiltesten Operationsmethoden kann man einer 60-Jährigen nun mal nicht das Aussehen einer 20-Jährigen verleihen. Um späteren Enttäuschungen vorzubeugen, ist deshalb das Aufklärungsgespräch von größter Bedeutung. Überzogene Erwartungen müssen korrigiert bzw. gedämpft werden. Anhand von Fotos gelifteter Patienten kann man Interessenten zeigen, was machbar ist und mit welchem Resultat sie rechnen dürfen.

Der ideale Face-Lifting-Kandidat ist etwa Mitte 40 bis 60 Jahre alt und hat einen Hautüberschuss (der bei der Operation entfernt wird). Vorteilhaft sind schlanke Gesichtszüge und betonte Wangenknochen.

Bei tiefen Nasolabialfalten, Ober- und Unterlippenfältchen, Stirnfalten oder ausgeprägten Krähenfüßen ist es sinnvoll, das Face-Lifting mit anderen Methoden wie z. B. Botulinustoxin- bzw. Kollageninjektionen, Dermabrasion oder Laserbehandlung zu kombinieren, denn diese Veränderungen lassen sich mit einem Face-Lifting allein nicht vollkommen glattbügeln.

Seelische Probleme kann man mit dem Skalpell nicht lösen.

Vorsicht ist geboten bei psychisch auffälligen Patienten. Wer meint, sein aus den Fugen geratenes Seelenleben mit einem Face-Lifting in Ordnung bringen zu können, wird mit großer Sicherheit enttäuscht werden. Hier wäre es sinnvoll, gemeinsam mit einem Psychologen herauszufinden, wo die Ursache des Problems liegt (s. S. 13). Ein seriöser Schönheitschirurg wird von einem Face-Lifting abraten, wenn er merkt, dass sich damit die Situation des Patienten nicht verbessern lässt.

Aufklärung und Operationsvorbereitung

Im Aufklärungsgespräch wird der Patient detailliert über den Eingriff, die Komplikationsmöglichkeiten und die Nachsorge nach der Operation informiert. Ein Face-Lifting kann in örtlicher Betäubung mit Dämmerschlaf oder aber in Vollnarkose durchgeführt werden, was der Anästhesist ausführlich mit dem Patienten diskutiert. Sind alle Fragen geklärt und hat der Patient die Einverständniserklärung unterschrieben, wird sein Gesicht von vorne und von der Seite fotografiert. Diese Aufnahmen dienen dem Operateur auch während des Eingriffs zur Orientierung.
Vor der Operation erhält der Patient ein Beruhigungsmittel und ein Medikament, das dafür sorgt, dass der Blutdruck während und nach der Operation nicht zu hoch wird. Ein Blutdruckanstieg kann nämlich das Blutungsrisiko vergrößern.

So wird's gemacht

In den letzten Jahren wurden die Face-Lifting-Techniken beständig weiterentwickelt, und ein guter Chirurg sollte alle gängigen Methoden beherrschen. Viele Operateure modifizieren die chirurgischen Techniken nach ihren Erfahrungen und Vorlieben.

Wir meinen, dass jedes Gesicht in jedem Altersabschnitt individuell therapiert werden muss, um optimale Operationsergebnisse zu erreichen.

Für jedes Gesicht die individuelle Lösung.

Deshalb wenden wir in unserer Klinik das **3-Stufen-Lifting nach Professor Mang** an, bei dem sich die Schnittausdehnung nach dem Ausmaß der Hautalterung richtet. Dabei bleibt oberstes Gebot, dem Patienten durch den Eingriff nicht zu schaden. Nur der erfahrene ästhetische Gesichtschirurg kann die kosmetischen Einheiten Stirn, Schläfenregion, Augengegend, Nasolabial-Mund-Region, Kinn, Hals-Wangen-Region optimal behandeln, ohne zu viel (Maskengesicht) oder zu wenig (kein überzeugendes Ergebnis) zu korrigieren.

Stufe-1-Lifting

Diese sanfte Form des Liftings – auch **Fotomodell-Lifting** genannt – kommt nur bei beginnender Hautalterung bis zum 40. Lebensjahr infrage. Von der Haargrenze bis zum Tragus (dem kleinen Knorpelzäpfchen, das am Ohr vor der äußeren Gehörgangsöffnung liegt) wird ein Minischnitt gelegt und von diesem Schnitt aus die Haut bis zur Nasolabialregion abgelöst und dann gestrafft. Oft kombinieren wir das Stufe-1-Lifting mit Kollageninjektionen, oder wir glätten Falten im seitlichen Augenbereich, über der Nasenwurzel oder im Nasolabialbereich mit dem CO_2-Laser.

Stufe-2-Lifting

Bei dieser Methode, die wir vor allem bei Patienten zwischen 40 und 50 Jahren anwenden, legen wir einen S-förmigen Schnitt, der 2 bis 3 cm oberhalb des Ohrläppchens in der Falte hinter der Ohrmuschel endet. Sehr oft kombinieren wir diese Inzision mit einem kleinen Schnitt unter dem Kinn, durch den endoskopisch das Platysma durchtrennt wird, also der flache und breite Hautmuskel, der vom Unterkiefer bis in Höhe der 2. Rippe reicht. Von dem

Hautschnitt am Kinn aus lösen wir die gesamte Hals-Wangen-Haut ab.

Vom Ohrenschnitt aus unterminieren wir das Platysma und präparieren bis in das Nasolabialgebiet. Vom Oberrand des Schnittes (Haarlinie) aus kann der Chirurg bis zur Stirnmitte präparieren, um die seitliche Augenregion und die Augenbrauen zu heben. Beim Stufe-2-Lifting (auch **S-Lifting** genannt) werden das Platysma und das Subkutangewebe gerafft und dann die Haut in kraniofazialer Zugrichtung von 30 Grad nach Resektion verklebt und vernäht.

Stufe-3-Lifting

Diese umfangreichste Lifting-Methode kommt infrage, wenn bereits das gesamte Gesicht im Schläfen-, Wangen- und Halsbereich abgesackt ist. Der Altersgipfel der Patienten liegt bei 55 Jahren. Die großzügige Schnittführung beginnt oberhalb des Ohrmuschelansatzes, verläuft vor dem Ohr nach unten, um den Ohrläppchenansatz nach hinten bis in den Nackenbereich. Der Hautschnitt liegt vorwiegend in den Haargrenzen und ist nur vor dem Ohr leicht sichtbar.

Bei diesem Zugang wird die gesamte Halshaut bis zum Schildknorpel des Kehlkopfes abgelöst, wobei der Operateur streng in der subkutanen Fettschicht oberhalb der Muskelfaszien arbeiten und Nerven und Gefäße schonen muss. Ist der Hautlappen mobilisiert, sollte zusätzlich das Platysma präpariert und gerafft werden. Bevor die überschüssige Haut entfernt wird, sollte das subkutane Gewebe nach hinten und oben gerafft werden, weil der Hals so besser gestrafft und die Spannung der Hautnaht vermindert wird. Wenn nötig, können die Raffnähte auch mit einer Platysmaplastik kombiniert werden.

Der Hautlappen wird unter leichtem Zug nach hinten oben in die Region hinter dem Ohr gezogen. Vor der Fixierung des Hautlappens kann Fibrinkleber auf die gesamte abpräparierte Fläche gesprüht werden. Der Chirurg entfernt die überschüssige Haut und achtet darauf, dass die Wundränder vor dem Ohr ohne Spannung aneinander liegen. Die Wundränder im Schläfen- und Nackenbereich können unter Zug aneinander gelegt und geklammert bzw. genäht

werden. Der Erfolg eines Face-Liftings hält etwa 10 bis 15 Jahre lang an.

> *Die Ergebnisse des Face-Liftings lassen sich optimieren, wenn man je nach Befund weitere Korrekturen durchführt, z. B.:*

- Korrektur von Schlupflidern oder Tränensäcken,
- Fettabsaugung in der Region unter dem Kinn,
- Nasenkorrekturen,
- Lipotransfer, um Lippen aufzufüllen,
- Dermabrasion, Laserbehandlungen und Chemical Peeling zur Bekämpfung von Falten.

Muss man mit Komplikationen rechnen?

Durch die modernen Operations- und Narkosetechniken sind Komplikationen seltener geworden. Wie bei jedem Eingriff bleibt aber auch bei Schönheitsoperationen ein Restrisiko. Je erfahrener der Operateur, umso geringer ist natürlich die Komplikationsgefahr.

Gefürchtet sind **Durchblutungsstörungen,** die dazu führen können, dass Hautbereiche zugrunde gehen (Lappennekrose). Raucher, deren Hautdurchblutung oft eingeschränkt ist, müssen deshalb besonders intensiv beobachtet werden. Zeichnen sich beginnende Durchblutungsstörungen ab, kann der Arzt mit Medikamenten gegensteuern. Postoperativ kann es auch zu **Nachblutungen** kommen, die abgesaugt werden müssen, damit die Wundheilung nicht gestört wird. Wie bei jeder Operation sind **Infektionen** möglich, weshalb viele plastische Chirurgen beim Face-Lifting vorsorglich Antibiotika geben.

Sensibilitätsstörungen und **Spannungsgefühl,** vor allem an den Ohren, treten relativ häufig auf, lassen aber mit der Zeit nach. Und natürlich hinterlässt das Lifting – wie jede andere Schönheitsoperation auch – **Narben,** die aber vom Chirurgen in der Regel so geschickt in oder hinter den Haaransatz gelegt werden, dass sie später kaum auffallen.

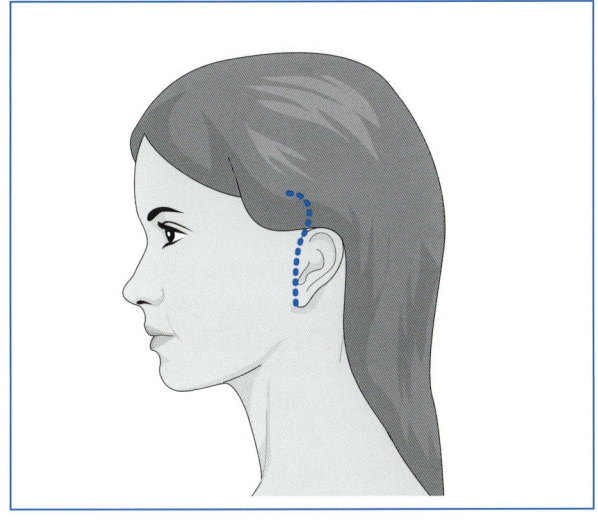

◉ 10   Face-Lifting nach Prof. Mang

Die Schnittführung ist unterschiedlich groß, je nachdem, wie stark korrigiert werden muss. Beim Stufe-1-Lifting genügt ein relativ kurzer Schnitt vor dem Ohr

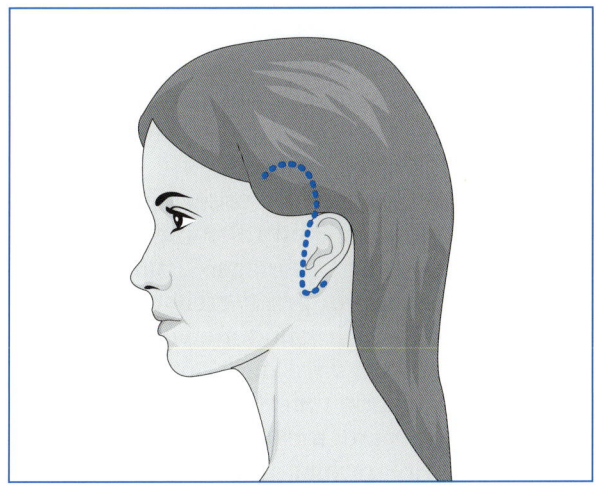

Beim Stufe-2-Lifting muss der Schnitt S-förmig ausgedehnt werden

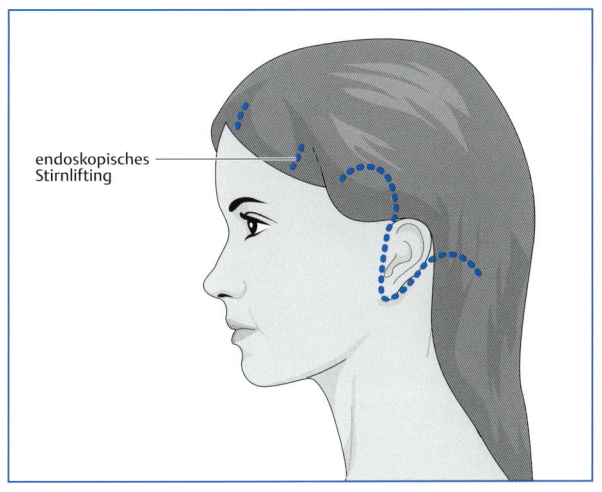

endoskopisches Stirnlifting

Der größte Schnitt ist für das Stufe-3-Lifting notwendig, das oft mit einem endoskopischen Stirn-Lifting kombiniert wird.

Eine sehr seltene, aber schwer wiegende Komplikation, die wir bei unseren Patienten noch nie beobachtet haben, sind **Gesichtslähmungen,** die bei versehentlicher Durchtrennung eines Gesichtsnervs auftreten können und kaum rückgängig zu machen sind.

Thrombosen und Embolien können im Prinzip bei jedem Eingriff auftreten.

Endoskopisches Stirn-Lifting

Manchmal entstehen bereits in jungen Jahren ausgeprägte Stirnfalten, die im krassen Gegensatz zu einem ansonsten jungen Gesicht stehen. Schuld daran ist die schlechte Angewohnheit, beim Nachdenken oder Sprechen ständig die Stirn zu runzeln. Sollen nur die Falten auf der Stirn korrigiert werden, ist heute keine große Operation mehr nötig: Es reicht ein endoskopisches Stirn-Lifting.

Was kann korrigiert werden?

Mit dem Stirn-Lifting können die unattraktiven Querfalten (Denkerfalten) auf der Stirn, aber auch die steilen, senkrecht verlaufenden Falten zwischen den Augenbrauen (Kämpferfalten, Zornesfalten) geglättet werden. Zusätzlich wird der Gesichtsausdruck durch eine Anhebung der Augenbrauen verschönert.

So wird's gemacht

Früher musste man für ein Stirn-Lifting einen großen Hautschnitt hinter der Haargrenze in Kauf nehmen, der von einer Schläfe zur anderen reichte.

Das ist heute nicht mehr nötig. Für das endoskopische Stirn-Lifting reichen etwa 4 bis 6 kleine senkrechte Schnitte über der Stirn in der behaarten Kopfhaut. Durch diese Schnitte schiebt der Chirurg seine Instrumente unter die Haut und löst unter optischer Kontrolle die Stirn- und Kopfhaut von ihrer Unterlage. Zusätzlich können die Stirnmuskeln geschwächt werden, die für die unschöne Faltenbildung verantwortlich sind. Anschließend wird die Kopfhaut in einer günstigeren Position fixiert.

Die Operation wird meist in örtlicher Betäubung mit Dämmerschlaf durchgeführt.

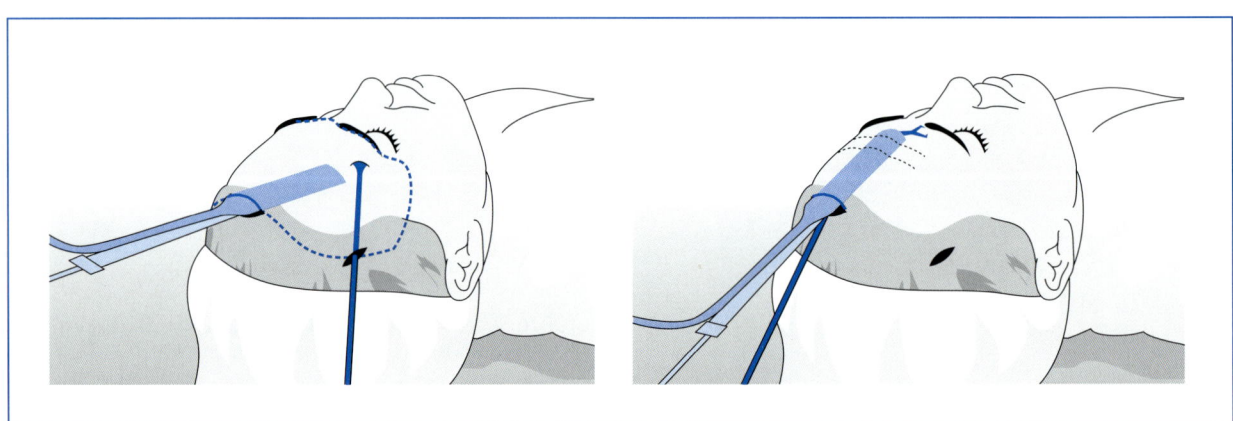

⊙ 11   Endoskopisches Stirn-Lifting, modifiziert nach (14)

Muss man mit Komplikationen rechnen?

Es kann zu Schwellungen und Blutergüssen kommen, die sich jedoch rasch zurückbilden. Aufgrund der kleineren Hautschnitte verläuft die Heilung viel schneller als nach einer klassischen Stirn-Lifting-Operation.

Eventuell auftretende Sensibilitätsstörungen auf der Stirn bilden sich zügig zurück.

25. Durch welche zusätzlichen Maßnahmen kann das Ergebnis eines Face-Liftings optimiert werden?

26. Eine chronisch unzufriedene Patientin mit massiven Problemen im Berufs- und Privatleben möchte ihr Gesicht liften lassen. Würden Sie ihr zu dem Eingriff raten?

27. Eine Frau Ende 30 und eine 70-Jährige möchten ihr Gesicht liften lassen. Wird der Chirurg bei beiden die gleiche Operationsmethode anwenden?

28. Wie lange hält der Erfolg eines Stufe-3-Liftings ungefähr an?

29. Was ist der Vorteil des endoskopischen Stirn-Liftings im Vergleich zur klassischen Stirn-Lifting-Methode?

Auflösung der Testfragen ab S. 134

Haartransplantation

So unterschiedlich Schönheitsideale auch sein mögen: Dichtes, glänzendes Haar gilt in allen Kulturen als erstrebenswert, weil es als Symbol für Gesundheit, Jugend und Dynamik steht. Zu allen Zeiten hat man große Anstrengungen unternommen, dem Haarausfall entgegenzuwirken. Schon die alten Ägypter empfanden es als Katastrophe, wenn das Haar immer lichter wurde. Eine Mixtur aus ziemlich unappetitlichen Zutaten (gemahlene Hundepfoten, Eselshufe, Datteln u.a.) sollte die Haare wieder sprießen lassen. Half das nicht, griff man auf kunstvolle Perücken zurück.

Auch in unserer Gesellschaft, in der jugendliches Aussehen eine so große Rolle spielt, gilt dichtes, gesundes Haar als großer Pluspunkt. Untersuchungen in den USA ergaben, dass Politiker mit einem dichten Haarschopf viel bessere Chancen haben gewählt zu werden als Konkurrenten mit schütterem Haar oder gar mit Glatze.

Schönes Haar verschafft Vorteile – beruflich und privat!

Wer schönes Haar hat, darf nicht nur im Berufs–, sondern auch im Privatleben und insbesondere bei der Partnerwahl mit Vorteilen rechnen. Obwohl in den westlichen Ländern etwa jeder zweite Mann vom Haarausfall betroffen ist, leiden gerade junge Männer massiv, wenn ihr Haar schütter wird oder gar auffällige Kahlstellen entstehen. Sie fühlen sich unsicher und unattraktiv, müssen oft üble Scherze Gleichaltriger über sich ergehen lassen und werden von anderen für älter gehalten, als sie es tatsächlich sind. Haarausfall kann unterschiedliche Ursachen haben, z. B. verschiedene dermatologische und internistische Erkrankungen. Eine ganze Reihe von Medikamenten kann als Nebenwirkung Haarausfall verursachen – zum Glück wachsen die Haare aber meist wieder nach, wenn man das Medikament absetzt. Die häufigste Form des Haarausfalls ist die so genannte **androgenetische Alopezie,** der Haarausfall vom männlichen Typ. Betroffen sind insbesondere Männer, aber auch Frauen können darunter leiden.

Die androgenetische Alopezie kann ganz unterschiedlich ausgeprägt sein. Eine zurückweichende Haarlinie oder Geheimratsecken sind oft das erste Warnzeichen. Dann wird das Haar am Oberkopf schütter, bis sich schließlich eine Glatze entwickelt. Endstadium der androgenetischen Alopezie ist ein Haarkranz, der am Hinterkopf stehen bleibt.

Eine Schlüsselrolle bei der Entstehung der androgenetischen Alopezie spielt das Hormon **Dihydrotestosteron,** das unter dem Einfluss eines bestimmten Enzyms aus dem männlichen Sexualhormon Testosteron gebildet wird. Dihydrotestosteron führt dazu, dass die Haare an ganz bestimmten Stellen – z. B. über der Stirn, an den Schläfen, im Scheitelbereich – immer dünner, heller und kürzer werden und schließlich ausfallen.

Schuld am Haarausfall: Dihydrotestosteron.

Zum Glück kann das Dihydrotestosteron seine negative Wirkung nicht auf alle Haarfollikel ausüben. Die Haare am Hinterkopf sind gegen das Hormon resistent. Das erklärt auch, warum Haare, die man aus dem Hinterkopf entnimmt und auf kahle Stellen transplantiert, später nicht mehr ausfallen. Dass Männer mit Glatze besonders gute Liebhaber sind, ist übrigens ein Ammenmärchen. Sie weisen keine erhöhten Sexualhormonspiegel im Blut auf, sondern haben lediglich besonders androgenempfindliche Haarfollikel.

Ein Haarteil oder eine Perücke sind sicher die schnellste Möglichkeit, Haarausfall zu verbergen. Allerdings sieht ein solches Hilfsmittel nicht immer natürlich aus, und viele Männer lehnen ein Haarteil für sich ab.

Die meisten Haarwässer, Shampoos und anderen Präparate, die gegen Haarausfall angeboten werden, zeigen – wenn überhaupt – nur mäßige Erfolge. Das vielversprechendste Medikament, das in großen Studien wissenschaftlich untersucht und bei uns vor kurzem zugelassen wurde, ist das **Finasterid,** das die Entstehung des für die Haarfollikel ungünstigen Hormons Dihydrotestosteron unterbindet.

Finasterid darf nur von Männern eingenommen werden.

In verschiedenen Untersuchungen konnten Wissenschaftler zeigen, dass das Medikament bei den meisten Männern den Haarausfall stoppen und bei einem Teil der Betroffenen sogar neues Haarwachstum anregen kann. Finasterid wirkt aber nur, solange man es einnimmt. Setzt man das (relativ teure) Medikament ab, fallen die Haare wieder aus.

Für Männer, die weder eine Perücke tragen, noch jahrelang Tabletten schlucken möchten und für Männer, die auf Medikamente gar nicht ansprechen, kommt eine **Haartransplantation** infrage. Ein solcher Eingriff führt zu einem natürlichen Aussehen, ist im Gegensatz zur Perücke bei Sport und körperlichen Aktivitäten nicht hinderlich und löst das Problem dauerhaft.

Was kann korrigiert werden?

Ziel ist es, kahle Kopfhautstellen kleiner und unauffälliger zu gestalten, bzw. mit Haar zu decken. Dazu gibt es verschiedene Methoden

(s. u.). Am wenigsten belastend und am beliebtesten ist heute die **freie Transplantation** von Eigenhaar.

Für ein gutes kosmetisches Ergebnis ist die Haardichte auf der vorderen Kopfhälfte besonders wichtig, denn diese Haare springen dem Betrachter sofort ins Auge (Kommunikationsebene). Vor dem Eingriff legt der Operateur die neue Haarlinie über der Stirn fest, und dafür ist sehr viel Fingerspitzengefühl notwendig: Damit das Ergebnis natürlich aussieht, darf der neue Haaransatz gerade bei älteren Patienten nicht zu tief angesetzt werden.

Zur Haartransplantation melden sich überwiegend Männer an. Selbstverständlich kann der Eingriff aber auch bei Frauen mit entsprechend ausgeprägtem Haarausfall vorgenommen werden.

So wird's gemacht

Es gibt verschiedene operative Möglichkeiten, kahle Stellen zu behandeln. Fehlen die Haare auf dem Oberkopf vollständig, schlagen manche Operateure ihren Patienten die **Hautausschneidung** vor: Die kahle Kopfhaut wird ausgeschnitten und die Glatze dadurch verkleinert. Was bleibt, sind mehr oder weniger auffallende Narben.

Bei der **Expandermethode** setzt man unter die haartragende Kopfhaut einen Silikonballon ein, der mit Kochsalzlösung immer praller gefüllt wird. Die Haut über dem größer werdenden Ballon dehnt sich im Lauf mehrerer Monate zunehmend, sodass man schließlich den Ballon herausoperieren und eine Teilglatze decken kann. Auch bei diesem Eingriff bleiben natürlich Narben zurück. Großer Nachteil der Methode ist der entstellende, für jedermann gut sichtbare Ballon auf dem Kopf, der monatelang getragen werden muss, sodass dieses Verfahren für viele Patienten indiskutabel ist.

Auch mit **haartragenden Kopfhautlappen** ist es möglich, eine Glatze zu korrigieren. Bei diesem Eingriff entnimmt man einen mehrere Zentimeter breiten Hautlappen und schwenkt ihn so, dass er kahle Stellen bedeckt. Narben entstehen nicht nur beim Einnähen des Lappens an der Empfängerstelle, sondern natürlich auch am Entnahmeort. Für diese Operation ist eine Vollnarkose und ein mehrtägiger Klinikaufenthalt notwendig.

An vielen Kliniken hat sich zur Behandlung der Alopezie heute die **freie Haartransplantation** durchgesetzt, weil sie zu den besten kosmetischen Ergebnissen führt und ambulant in örtlicher Betäubung vorgenommen werden kann.

Beliebtestes Verfahren: die freie Haartransplantation.

Für die Haartransplantation entnimmt der Operateur einen Hautstreifen aus dem Haarkranz am Hinterkopf, der nur so breit sein darf, dass sich die Haut problemlos und ohne Spannung zusammennähen lässt. Mehrere tausend Haarfollikel befinden sich auf diesem Spender-Hautlappen, der nun in sorgfältiger Feinarbeit in kleine Transplantate zerlegt wird. So genannte Mikrotransplantate (Micrografts) enthalten nur 1 bis 2 Haarfollikel, Minitransplantate (Minigrafts) dagegen 3 bis 5. Während mehrere Assistenten die winzigen Transplantate präparieren, bereitet der Chirurg die Empfängerstelle vor. Die Transplantate werden in kleine Löcher oder Schlitze auf die kahle Kopfhaut aufgebracht und mit Fibrinkleber befestigt. Damit später nicht der Eindruck von Büschelhaaren entsteht, verwendet der Operateur an der Stirngrenze Mikrotransplantate und dahinter erst Minitransplantate, die für die notwendige Haarfülle sorgen. Erfahrene Teams schaffen es, während des ca. 2 bis 4 Stunden dauernden Eingriffs etwa 1000 Transplantate zu verarbeiten.

Erste Haarwäsche schon nach 3 Tagen.

Manche Chirurgen legen nach der Operation für wenige Tage einen Verband an, wir verzichten darauf. Schon am ersten Tag nach dem Eingriff darf der Patient wieder leichte Arbeiten verrichten und nach 3 Tagen darf das Haar gewaschen werden. Die kleinen Krusten, die sich an den Einpflanzungsstellen bilden, fallen nach 4 bis 14 Tagen von alleine ab. Bis der Patient wieder voll gesellschaftsfähig ist, dauert es – je nach Aus-

dehnung der Kahlfläche und nach Fortschreiten des Heilungsprozesses – etwa 7 bis 14 Tage.

Neu eingepflanzte Haare fallen nach der Operation zunächst oft aus!

Der Patient muss vor der Operation unbedingt darüber aufgeklärt werden, dass die neu implantierten Haare nach der Abheilungsphase zunächst ausfallen können. Weiß er das nicht, wird er die Transplantation als Misserfolg verbuchen. Ein zuverlässiger und kontinuierlicher Haarwuchs setzt wenige Monate nach der Operation ein.

Erreicht man die gewünschte Haardichte in einer Sitzung nicht, kann man frühestens 3 bis 6 Monate später erneut transplantieren.

Wir raten unseren Patienten, vor einer Haartransplantation die Haare möglichst lang wachsen zu lassen. So kann die Entnahmestelle durch das Resthaar gut überdeckt werden. Wichtig ist auch, dass der Patient vor der Operation keine Medikamente einnimmt, die Acetylsalicylsäure enthalten (z. B. Cardioprotect®, Spalt®, Aspirin®), weil das Blut dadurch verdünnt wird und Nachblutungen auftreten können.

Was nach der Operation zu beachten ist, beschreiben wir auf S. 126.

Muss man mit Komplikationen rechnen?

Kunsthaar, das man früher häufiger verwendete, wurde vom Körper oft abgestoßen. Entzündungen und Narben waren die Folge. Heute arbeitet man in aller Regel mit Eigenhaartransplantaten, bei denen Abstoßungsreaktionen praktisch nicht vorkommen.

Allerdings können etwa 2 Tage nach der Operation Schwellungen im Stirn- und Augenbereich auftreten, die das Haarwachstum aber nicht beeinträchtigen. Gefühlsstörungen oberhalb der Spenderregion und im Implantationsgebiet sind häufig, vergehen aber nach einigen Monaten von selbst.

Ästhetisch-plastische Eingriffe an der weiblichen Brust

Die weibliche Silhouette wird ganz wesentlich von der Brust geformt, und für viele Männer ist die weibliche Brust ein Reizauslöser ohnegleichen. Werbung und Medien sind sich dessen wohl bewusst und setzen Busenbilder gezielt für ihre Interessen ein. Das ist wahrscheinlich mit ein Grund, warum viele Frauen ihren Busen überkritisch betrachten und oft nicht mit ihm zufrieden sind: er ist zu klein, zu groß, nicht straff genug . . .

Der Busen: Symbol für Mütterlichkeit und für Sexualität.

Die weibliche Brust besteht zu etwa zwei Dritteln aus Fettgewebe und zu einem Drittel aus Drüsengewebe. Von der Qualität des Bindegewebes und von der Elastizität der Haut hängt es ganz wesentlich ab, ob die Brust eine schöne Form aufweist. Weicht die Brust in Größe und Form wesentlich vom Durchschnitt ab, kann das für die Frau zum massiven Problem werden. Deshalb gehören Brustkorrekturen auch zu den häufigsten Eingriffen in der plastisch-ästhetischen Chirurgie.

Da sich in der Brust viele pathologische Prozesse abspielen können und Brustkrebs auch bei jüngeren Frauen gar nicht so selten ist, sollte jede Patientin vor einem korrigierenden Eingriff an der Brust eine **Mammographie,** also eine Röntgenuntersuchung der Brust, vornehmen lassen. Nur wenn alles in Ordnung ist, darf operiert werden.

Extrem wichtig ist die umfassende Aufklärung der Patientin vor dem Eingriff. Sie muss wissen, dass in jedem Fall Narben bleiben und dass sie später möglicherweise nicht mehr stillen kann. In einer operierten Brust können sich Verhärtungen und auch Verkalkungen bilden, was spätere Tastuntersuchungen z. B. im Rahmen der Krebsvorsorge erschwert. Und natürlich muss die Patientin über alle Komplikationen, die im Zusammenhang mit einer Brustoperation auftreten können, Bescheid wissen.

Vor jeder Brustoperation wird der Operateur den Ausgangsbefund genau vermessen und fotografieren.

Muss man mit Komplikationen rechnen?

Egal, ob die Brust gestrafft, verkleinert oder vergrößert wird: Wie bei allen Operationen kann es prinzipiell zu Infektionen, Blutergüssen und Sensibilitätsstörungen kommen. Und selbstverständlich bleiben nach Brustoperationen Narben, die allerdings in den meisten Fällen nach und nach abblassen.

Narben lassen sich nicht vermeiden.

Keloide (s. S. 22) sind gerade über dem Brustbein keine Seltenheit, weshalb Operateure in diesem Bereich möglichst keine Schnitte setzen. Nahtdehiszenzen aufgrund verzögerter Wundheilung kommen etwa bei jeder 100. Frau vor. Auch Pigmentstörungen und Verkalkungen sind möglich.

Immer wieder werden wir gefragt, ob eine Frau nach einer Brustkorrektur noch stillen kann. Das hängt nicht zuletzt entscheidend von der nervalen Versorgung der Brustwarze ab: Nur wenn die Sensibilität der Brustwarze intakt ist, ist Stillen möglich.

Bruststraffung

Wenn mit zunehmendem Alter die Haut an Elastizität verliert und Fett- und Drüsengewebe sich allmählich zurückbilden, wird die Brust schlaffer. Bei vielen Frauen tragen Schwangerschaften und Stillzeiten zu dieser unerwünschten Entwicklung bei: Durch hormonelle Umstellungen nimmt die Brust in dieser Zeit zu, und die Brusthaut dehnt sich stark. Mit dem Ende der Stillperiode bildet sich der Drüsenkörper zurück, die Haut bleibt aber oft überdehnt. Auch eine starke Abmagerungsdiät kann zur Erschlaffung der Brust beitragen. Und schließlich spielen Größe und Gewicht der Brust eine wichtige Rolle, denn große, schwere Brüste neigen nun einmal eher zum Erschlaffen als ein kleiner, fester Busen. Wenn sich im Stehen die Brustwarze unterhalb der Hautumschlagfalte der Brust befindet, spricht man von einer Hängebrust. In Extremfällen können sich die Brustwarzen knapp oberhalb des Nabels befinden. Für viele Frauen stellt ein erschlaffter Busen oder gar eine ausgeprägte Hängebrust ein schweres seelisches Problem dar, das sie manchmal jahrelang mit sich herumschleppen.

Was kann korrigiert werden?

Ziel der Bruststraffung ist es, die überschüssige, erschlaffte Haut zu entfernen, die Brustwarze in eine höhere, optisch günstigere Position zu bringen und dem Busen damit insgesamt ein ästhetischeres Aussehen zu verleihen. Wo die Brustwarze später sitzen soll, zeichnet der Operateur vor dem Eingriff an der stehenden Patientin ein, denn im Liegen ändert sich die Form der Brust.

So wird's gemacht

Für die Bruststraffung stehen mehrere Operationstechniken zur Verfügung. Viele Chirurgen bevorzugen das Verfahren, bei dem ein Schnitt um den Warzenhof geführt wird, ein weiterer, senkrechter Schnitt vom unteren Warzenhof durch die untere Hälfte des Busens, und schließlich ein geschwungener Schnitt in der Hautumschlagfalte unterhalb der Brust gesetzt wird. Überschüssige Haut wird herausgeschnitten und die Brustwarze nach oben versetzt. So erhält man eine schöne Brustform, muss jedoch ziemlich ausgedehnte Narben in Kauf nehmen. Manche Operateure verzichten unter bestimmten Umständen auch auf den Schnitt in der Hautumschlagfalte und setzen dadurch geringere Narben.

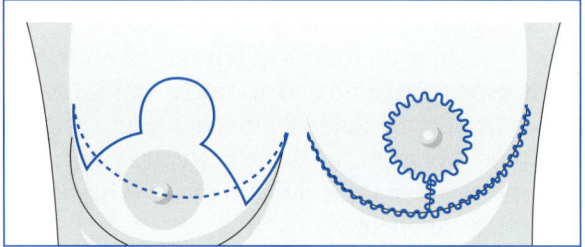

☎ 12 Schnittführung bei Bruststraffung bzw. Brustverkleinerung
       unten: links vor, rechts am Ende der Operation

60

Brustverkleinerung

Eine normale Brust wiegt etwa 500 g, eine Riesenbrust kann dagegen über 2 kg auf die Waage bringen. Gerade junge Mädchen und Frauen schämen sich oft für einen zu großen Busen und fürchten, von Männern nur als Sexualobjekt und nicht als Persönlichkeit wahrgenommen zu werden. Sie verstecken ihre Figur in weiter Kleidung und ziehen die Schultern nach vorne in der Hoffnung, mit dieser schlechten Körperhaltung die allzu üppige Oberweite kaschieren zu können. Es liegt an den Erbanlagen, wenn sich eine übermäßig große Brust bildet. Daran lässt sich weder mit Medikamenten noch mit eiserner Diät etwas ändern.

Eine Riesenbrust kratzt nicht nur am Selbstwertgefühl und mindert das seelische Wohlbefinden, sie kann auch ernst zu nehmende medizinische Probleme verursachen. Wirbelsäulen- und Schulterbeschwerden aufgrund der schweren Brust und durch tief einschneidende BH-Träger sind keine Seltenheit. Manche Frauen leiden an der Haut unterhalb der Brust an Ekzemen und Hautausschlägen, die sehr schlecht heilen, weil man in diesem Gebiet leicht schwitzt und bei großer Brust ständig Haut auf Haut liegt und scheuert. In diesen Fällen ist eine Brustverkleinerung medizinisch indiziert, und die Kosten werden in der Regel von den Krankenkassen übernommen.

Eine Brustverkleinerung kann auch einseitig vorgenommen werden, wenn die Patientin eine deutliche Asymmetrie der Brüste aufweist. Bei sehr schwerer Brustasymmetrie übernehmen die Krankenkassen manchmal die Kosten.

Plant die Patientin eine Gewichtsreduktion, sollte sie möglichst vor der Brustverkleinerung abnehmen. Denn eine Abmagerungsdiät nach dem Eingriff könnte das Operationsergebnis beeinträchtigen.

Optimaler Operationszeitpunkt: nach dem letzten Kind.

Am besten lässt man eine Brustverkleinerung durchführen, wenn die Familienplanung abgeschlossen ist, wenn also keine weitere Schwangerschaft und Stillzeit die Form der Brust mehr beeinflussen werden. Bei jugendlichen Riesenbrüsten, unter denen die Mädchen stark leiden, kann man den Eingriff aber auch schon bei 17- oder 18-Jährigen vornehmen. Und manche Frauen entschließen sich erst nach den Wechseljahren dazu, sich von ihrem übermäßig großen Busen zu trennen.

Was kann korrigiert werden?

Bei der Brustverkleinerung soll der Busen auf eine Größe reduziert werden, die keine medizinischen Probleme mehr verursacht und die sich harmonisch in das übrige Körperbild fügt. Bei Brustasymmetrie wird die zu stark entwickelte Brust in der Größe der Gegenseite angeglichen.

So wird's gemacht

Im Gegensatz zur Bruststraffung wird bei der Brustverkleinerung nicht nur erschlaffte Haut, sondern auch Fett- und Drüsengewebe entfernt. Je nach Größe der Brust können das nur etwa 100 g, oft um die 400 g, im Extremfall aber auch 2 kg Gewebe auf jeder Seite sein. Es stehen verschiedene Operationsverfahren zur Verfügung. Die Wahl der Methode hängt unter anderem von der Menge des zu entfernenden Gewebes und von der Form des Brustkorbs der

Patientin ab. Für die Planung der neuen Brustform benötigt der Chirurg viel Erfahrung, ein gutes räumliches Vorstellungsvermögen und auch eine künstlerische Ader. Für ein gutes optisches Erscheinungsbild ist die neue **Position der Brustwarzen** von entscheidender Bedeutung, und der Operateur wird vor dem Eingriff an der stehenden Patientin einzeichnen, wo die Brustwarzen später sitzen sollen.

Damit dem Arzt eine schöne, natürliche Brustform gelingt, wird die Patientin bei der Operation nicht flach, sondern mit erhöhtem Oberkörper gelagert.

Bei der klassischen Operationsmethode verläuft die Schnittführung wie bei der Bruststraffung auf S. 60 beschrieben. Das zu stark entwickelte Brustgewebe wird entnommen, überschüssige Haut entfernt. Was bleibt, ist eine Narbe rund um den Warzenhof und eine ankerförmige Narbe in der unteren Brusthälfte bzw. in der Hautumschlagfalte. Unter bestimmten Voraussetzungen ist auch die **narbensparende Technik** möglich, bei der man auf den queren Schnitt in der Hautumschlagfalte verzichtet. Allerdings kann sich die Haut an der Längsnarbe in der unteren Brusthälfte einige Monate lang fälteln, sodass die Patientin etwas Geduld aufbringen muss, bis die endgültige, ästhetische Brustform erreicht wird.

Die zurückbleibenden Narben sind sicher am unauffälligsten, wenn sie nur rund um die Brustwarze verlaufen, also dort, wo die pigmentierte Haut des Warzenhofes in die normale Haut übergeht. Diese Methode, die nach dem Chirurgen Binelli benannt wird, kommt aber nur infrage, wenn nicht sehr viel Gewebe entfernt werden muss. Manchmal bleiben allerdings kleine Fältchen rund um die Brustwarze zurück.

Es gibt noch viele weitere Operationsvarianten zur Brustverkleinerung. Vorzuziehen sind jedoch diejenigen, die die Sensibilität der Brustwarze intakt lassen und die **Stillfähigkeit** der Frau **erhalten.** Bei Riesenbrüsten ist das leider oft nicht möglich, denn hier muss die Brustwarze in der Regel komplett abgetrennt und frei verpflanzt werden. Den Brustwarzen kommt dann nur noch eine ästhetische Bedeutung zu, denn sie bleiben auf Dauer empfindungslos, und die Frau kann nicht mehr stillen.

Die nach einer Brustverkleinerung oft recht großen Wunden verschließt der Chirurg in mehreren Schichten und legt anschließend einen elastischen Verband an. **Komplikationen**, die nach einer Brustoperation auftreten können, sind auf S. 59 beschrieben.

Brustaufbau mit Implantaten

Wie groß der ideale Busen sein soll, hängt stark vom Zeitgeist und den jeweiligen Modeströmungen ab. Allzu üppige Oberweiten sind derzeit nicht gefragt – ein ganz flacher Busen aber auch nicht, wie die Beliebtheit des Wonderbra belegt!

Viele Frauen mit einem sehr kleinen Busen fühlen sich nicht als richtige Frau und fürchten, bei Männern wegen ihrer wenig weiblichen Figur nicht anzukommen. Selbstzweifel und Minderwertigkeitsgefühle sind die Folge, und diese Hemmungen verschwinden oft nach einer Brustvergrößerung. Wenn die Patientin mit ihrem Körper zufrieden ist, gewinnt sie für andere tatsächlich an Attraktivität (und nicht nur durch ein paar Zentimeter mehr Oberweite).

Was kann korrigiert werden?

Eine Brustvergrößerung (Augmentation) mit Implantaten kommt für Frauen infrage, deren Busen nur spärlich (Mamma-Hypoplasie) oder gar nicht (Mamma-Agenesie) entwickelt ist. Auch Frauen, deren Brust sich durch eine starke Gewichtsabnahme oder durch Schwangerschaften und Stillperioden ungünstig verkleinert hat, kann mit einer operativen Vergrößerung geholfen werden. Eine Brustvergrößerung ist außerdem möglich, wenn eine Verbrennung oder Verletzung vor der Pubertät dazu geführt hat, dass eine oder beide Brüste im Wachstum zurückgeblieben oder deformiert sind.

Für eine ästhetisch-plastische Brustvergrößerung nimmt man heute in aller Regel **Implantate** (Prothesen) aus Fremdmaterial. Ein Brustaufbau mit körpereigenem Gewebe z. B. aus der Bauch- oder Gesäßregion hinterlässt große Narben am Körper und bleibt dem Brustaufbau nach Brustkrebs-Operationen vorbehalten. Abgesaugtes **körpereigenes Fett,** das man durch Liposuktion (s. S. 78 ff.) gewinnen kann, ist an der Brust **problematisch,** weil sich in diesem Gewebe Verkalkungen bilden können. Verkalkungen auf der Mammographie können aber auch auf Brustkrebs hindeuten, und man könnte später bei einem solchen Röntgenbefund dann nicht mehr unterscheiden, ob es sich um harmlose Verkalkungen im Spender-Fettgewebe oder um ein Alarmsymptom handelt, das auf

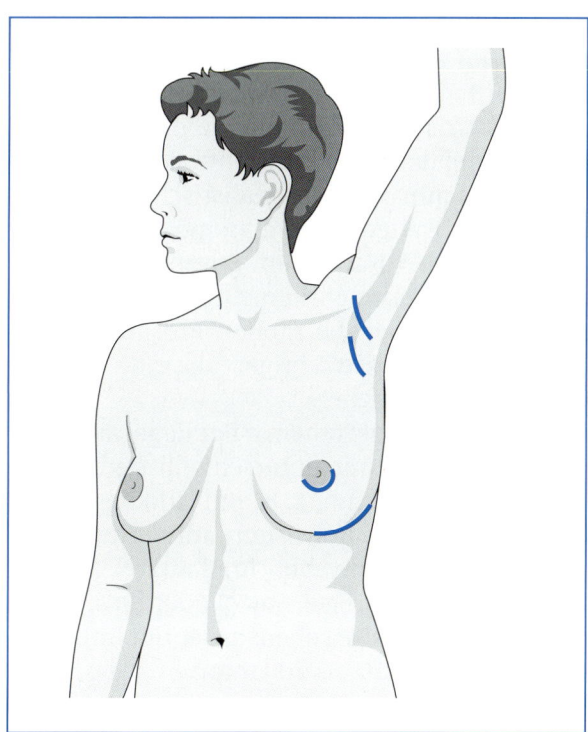

⌾ 13 Bei der Brustvergrößerung kann das Implantat über verschiedene Wege in den Körper eingebracht werden. Möglich sind z. B. Schnitte in der Achsel, um die Brustwarze oder unterhalb der Brust

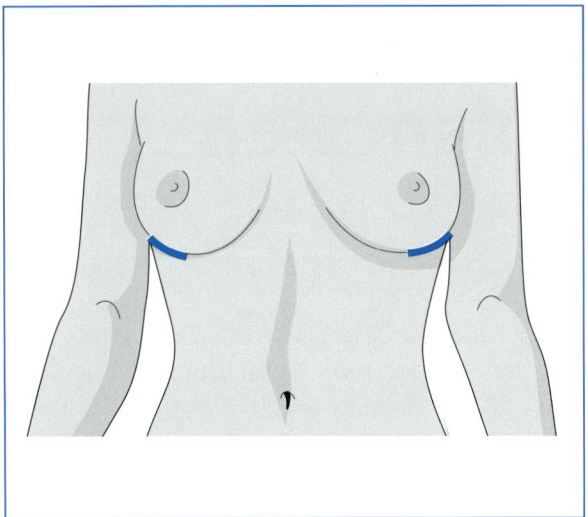

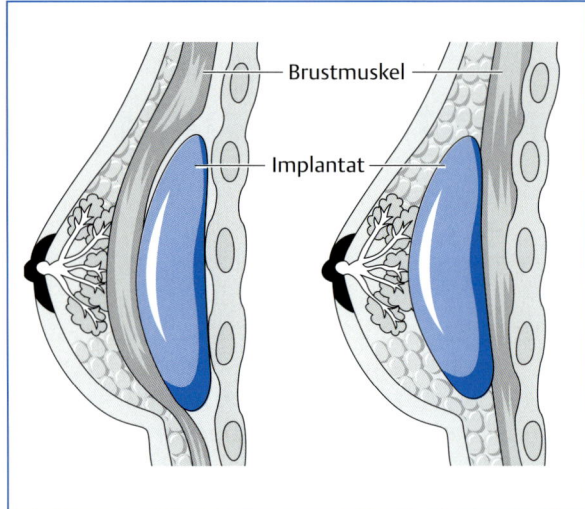

☉ 14　Wir bevorzugen für die Brustvergrößerung einen kleinen Schnitt (ca. 3 bis 4 cm lang) in der Brustumschlagfalte

☉ 15　Für die Brustvergrößerung kann das Implantat je nach Drüsen- und Hautverhältnissen der Patientin oberhalb oder unterhalb des Brustmuskels eingebracht werden

Brustkrebs hinweist. Viele ästhetisch-plastische Chirurgen verzichten deshalb auf Eigenfett zur Brustvergrößerung, obwohl sie es bei Korrekturen im Gesichtsbereich gerne verwenden.

Ziel der Brustvergrößerung ist es, einen schönen Busen zu formen, der in der Größe zum Brustkorb und zu den übrigen Körperproportionen der Patientin passt. Frauen, die sehr lange unter ihrem flachen Busen gelitten haben, wünschen manchmal eine unrealistische Vergrößerung. Diese Frauen sollte man möglichst davon abbringen, über Nacht zum Busenwunder werden zu wollen! Das wirkt nicht nur unnatürlich, sondern ist durch die großen Prothesen auch viel komplikationsträchtiger als eine mäßige Brustvergrößerung.

Brustimplantate bestehen in der Regel aus einer Silikonhülle, die mit unterschiedlichem Material gefüllt sein kann, z. B. mit Silikongel, das eine ganz ähnliche Konsistenz aufweist wie das natürliche Brustgewebe. Implantate können aber auch mit Hydrogel, Sojaöl oder Kochsalzlösung gefüllt sein. Die Lebensdauer der Implantate liegt bei etwa 15 bis 20 Jahren.

Silikon – besser als sein Ruf.

Brustimplantate aus Silikon gerieten vor einigen Jahren in das Kreuzfeuer der Kritik, weil sie im Zusammenhang mit Rheuma, Krebs- und Autoimmunerkrankungen gebracht wurden. Keine der daraufhin zahlreich durchgeführten Untersuchungen konnte allerdings eine schädigende Wirkung von Silikon beweisen. Silikon wird in der Medizin z. B. bei Herzschrittmachern, Herzklappen oder bei künstlichen Gelenken verwendet. Es gilt als gewebefreundlich und gut verträglich. Auch aus der Lebensmittel- und Kosmetikindustrie ist Silikon nicht wegzudenken. Schönheitschirurgen verwenden zur Brustvergrößerung nach wie vor gerne Silikonimplantate, zumal die neueren Modelle mit rauer Oberfläche noch besser verträglich sind als die älteren, glattwandigen. Optimal ist es, wenn die Patientin bei der Auswahl ihrer Prothesen mitwirken kann. Die meisten Frauen entscheiden sich für Implantate mit einem Volumen von rund 260 bis 290 ml (Körbchengröße B–C).

So wird's gemacht

Für eine Brustvergrößerung sind nur relativ kleine Schnitte notwendig, die zudem an kosmetisch unauffälligen Stellen sitzen. In der Bodenseeklinik bevorzugen wir den Zugang **unterhalb** der **Brustumschlagfalte**. Über einen etwa 4 bis 6 cm langen Schnitt lässt sich das Implantat bei guter anatomischer Übersicht optimal zwischen Brustmuskel und Drüsengewebe platzieren. Um spätere Komplikationen möglichst zu vermeiden, sind eine peinlich genaue Blutstillung und eine Spülung der Implantattasche mit einem Antiseptikum anzuraten. Eine Saugdrainage leitet Wundsekret ab. Die Wunde wird sorgfältig verschlossen und durch einen elastischen Verband gestützt.

Bei der von uns durchgeführten Standardtechnik kann die Patientin selbstverständlich stillen. Bei einer Implantatgröße von 260 bis 290 ml ist auch keine medizinische Problematik zu erwarten. Die heute verwendeten Implantate sind absolut sicher.

Andere Operateure bevorzugen andere Techniken: Ein beliebter Zugangsweg ist der durch die Achsel. In der behaarten Achselhaut wird ein etwa 3 bis 5 cm langer Schnitt angelegt und eine Tasche für das Implantat vorbereitet. Das Implantat wird entweder unter das Drüsengewebe und oberhalb des Brustmuskels oder aber unterhalb des Brustmuskels eingebracht. Weitere Schnitte, durch die Prothesen eingebracht werden, können an der Unterkante des Warzenhofes oder an der Hautumschlagfalte unterhalb der Brust liegen.

Muss man mit Komplikationen rechnen?

Die Komplikationen, die bei jeder Operation an der Brust auftreten können, sind auf S. 59 aufgeführt. Bei der Brustvergrößerung kommt als Besonderheit hinzu, dass Fremdmaterial in den Körper eingebracht wird. Unabhängig davon, für welche Art des Implantats man sich entscheidet, kann als Komplikation eine **Kapselfibrose** auftreten. Um jeden implantierten Fremdkörper bildet der Körper eine Kapsel, die jedoch in der Regel dünn und geschmeidig ist. Verdickt und verhärtet sich die Bindegewebshülle um das Implantat herum, kann es zu Fremdkörpergefühl, Schmerzen und unschönen Brustdeformierungen kommen. Manchmal gelingt es dem Arzt, die fibrosierte Kapsel von außen zu zerdrücken – allerdings kann das Implantat dabei platzen. Gelingt die Lösung von außen nicht, muss man operieren und Kapsel samt Einlage entfernen und gegen ein neues Implantat austauschen.

Kein Chirurg kann voraussagen, bei welcher Patientin sich eine Kapselfibrose entwickeln wird und bei welcher nicht. Fibrosierungen können sich schon bald nach der Vergrößerungsoperation oder auch erst viele Jahre später entwickeln.

Wenn wie bei der Brustvergrößerung Fremdmaterial in den Körper eingebracht wird, ist die **Infektionsgefahr** etwas erhöht. In diesem Fall bleibt nichts anderes übrig, als das Implantat herauszunehmen. Nach etwa einem halben Jahr kann eine erneute Vergrößerungsoperation gewagt werden. Infektionen kommen bei guten Chirurgen zum Glück sehr selten vor.

Bauchdeckenplastik

Mit der Tumeszenz-Fettabsaugung (s. S. 78 ff.) steht heute eine sehr gute Methode zur Entfernung unschöner Fettdepots am Bauch und an anderen Stellen zur Verfügung. Voraussetzung für ein gutes kosmetisches Ergebnis der Fettabsaugung ist allerdings, dass die Haut noch genügend Elastizität besitzt, um sich der neuen Körperkontur glatt anzulegen. Ist das nicht der Fall, helfen **Raffungsoperationen**, z. B. eine Bauchdeckenplastik.

Was kann korrigiert werden?

Viele Frauen sind unglücklich, wenn nach einer **Schwangerschaft** schlaffe, überdehnte Bauchdecken zurückbleiben, die die Körperkontur beeinträchtigen. Auch nach einer starken **Gewichtsabnahme** kann es vorkommen, dass ein Hautüberschuss zu einem hässlichen Hängebauch führt. Und schließlich können **extreme Fettansammlungen** dazu führen, dass die Bauchdecke hängt. In diesen Fällen verspricht eine Bauchdeckenplastik mehr Erfolg als eine Liposuktion, weil bei der offenen Operation Fett und Hautüberschuss entfernt werden können.

So wird's gemacht

Vor der Operation wird der Patient zur Dokumentation fotografiert und der Bauchumfang gemessen. Am stehenden Patienten zeichnet der Operateur an, wie viel Haut zwischen Nabel und Schambein entfernt werden soll.

Die Bauchdeckenplastik: eine große, blutreiche Operation.

Eine Bauchdeckenplastik ist ein großer Eingriff, der selbstverständlich in **Vollnarkose** vorgenommen werden muss. Weil es oft zu beträchtlichen Blutverlusten kommt, empfehlen wir unseren Patienten, 4 Wochen vor der Operation Eigenblut zu spenden, damit man bei der Operation im Bedarfsfall nicht auf Fremdblut zurückgreifen muss, das doch immer mit einem gewissen Risiko behaftet ist.

Der Chirurg legt den Schnitt in den Bereich der Bikinigrenze oberhalb der Schamhaare, der seitlich bis zu den Hüftknochen reicht. Anschließend präpariert er die gesamte Bauchhaut nach oben bis zu den Rippenbögen von ihrer Unterlage ab, wobei der Nabel umschnitten wird, damit er in der ursprünglichen Form bestehen bleibt und nicht nach unten gezogen wird. Ähnlich wie beim Face-Lifting zieht der Operateur nun die Bauchhaut nach unten und entfernt den überschüssigen Teil der Haut.

Rasch einige Kilo Fett loswerden!

In manchen Fällen ist der entfernte Hautlappen bis zu 20 cm breit, und das herausgeschnittene Fettgewebe kann bis zu 10 kg wiegen.

Wenn der Patient einen Weichteilbruch hat, kann dieser gleich mitversorgt werden. Und wenn die geraden Bauchmuskeln zu weit auseinander stehen – z. B. aufgrund mehrerer Schwangerschaften – wird der Chirurg dies gleich mitkorrigieren.

Nachdem der Nabel an der ursprünglichen Stelle eingenäht ist, verschließt der Operateur die Wunde. Drainagen sorgen dafür, dass Wundsekret und Blut abgeleitet werden. Nach der Bauchdeckenplastik sollte der Patient wenige Tage stationär bleiben. Damit nicht zu viel Zug auf den frisch operierten Bauch kommt, ist es günstig, den Patienten mit etwas erhöhtem Oberkörper und leicht angewinkelten Beinen (Knierolle!) zu lagern.

Bis auf die Narbe, die den Patienten stören kann, sind die Ergebnisse sehr gut, da es durch die Bauchdeckenplastik nicht nur zu einer Fettentfernung, sondern zu einer Raffung im gesamten Bauchbereich kommt. Zur Nachbehandlung s. S. 127.

> *Vor der Operation sollte der Patient versuchen, durch eine Diät sein Körpergewicht zu reduzieren. Eine Diät nach der Bauchdeckenstraffung könnte das gute Operationsergebnis gleich wieder beeinträchtigen.*
>
> *Außerdem sollte man mit einer Straffung der Bauchdecke möglichst bis nach der Geburt des letzten Kindes warten, weil eine weitere Schwangerschaft die Bauchdecken erneut überdehnen würde.*

Muss man mit Komplikationen rechnen?

Um **Thrombosen** und Embolien vorzubeugen, sollte der Patient regelmäßig Füße und Beine

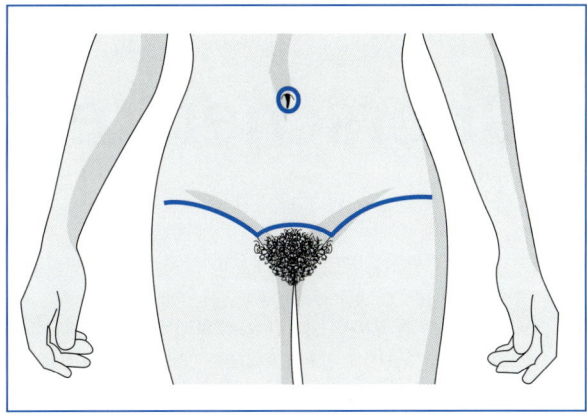

◉ 16   Schnittführung für die Bauchdeckenplastik

bewegen, um die Muskelpumpe zu betätigen. Auch Thrombosestrümpfe sind empfehlenswert.

Weil die Wundfläche nach einer Bauchdeckenplastik sehr groß ist, kommt es gelegentlich zu **Nachblutungen**, die gestillt werden müssen. Ein **Absterben des Nabels, Infektionen** und **Wundheilungsstörungen** sind prinzipiell mögliche Komplikationen, die jedoch bei gut ausgebildeten und sorgfältig arbeitenden Chirurgen sehr selten vorkommen.

Oberschenkelraffung

Schlaffe, wabbelige Oberschenkel sehen unschön aus und verderben vielen Frauen den Spaß an der Badesaison oder führen sogar zur Unsicherheit dem Partner gegenüber.

Was kann korrigiert werden?

Viele Frauen ab dem 45. Lebensjahr leiden unter schlaffen Oberschenkelinnenseiten. Hier bringt die Fettabsaugung nicht den gewünschten Erfolg, weil die überschüssige Haut durch eine Liposuktion meist nicht zufriedenstellend gestrafft werden kann. Eine Oberschenkelraffung schafft Abhilfe.

So wird's gemacht

Es gibt unterschiedliche Methoden zur Oberschenkelraffung. Wir bevorzugen eine Schnittführung, die vom Gesäß bis zur Leiste reicht. Die Haut wird abpräpariert und nach oben gezogen, überschüssige Haut entfernt und die Wunde dann verschlossen.

Muss man mit Komplikationen rechnen?

Komplikationen, die prinzipiell nach jedem Eingriff auftreten können, sind auf S. 14 beschrieben.
Da die Zugkraft der Haut im Bereich des Oberschenkels sehr stark ist, entstehen hier leider oft **störende Narben.** Dies muss der Patient schon beim Aufklärungsgespräch vor der Operation erfahren. Nach der Oberschenkelraffung sind **Wundheilungsstörungen** keine Seltenheit, sodass der Patient 6 Tage stationär bleiben sollte.

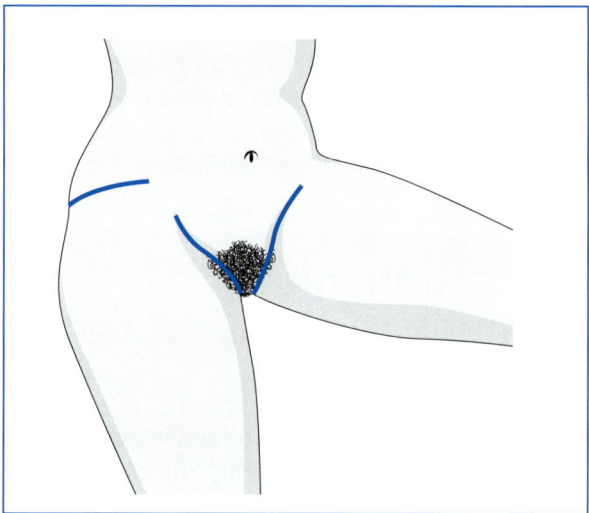

◉ 17 Oberschenkelraffung: So verläuft die Schnittführung, wenn gleichzeitig die Innen- und Außenseite der Oberschenkel gestrafft werden müssen

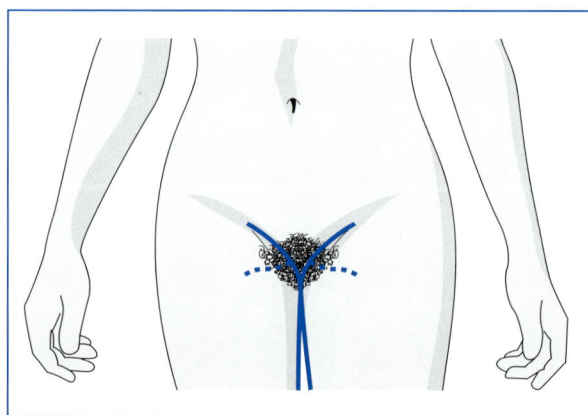

◉ 18 Ein Zuviel an Haut auf der Oberschenkelinnenseite muss entfernt werden, wenn das Bein straff wirken soll. Hier ist der Verlauf der Narbe nach dem Eingriff gezeigt (gestrichelte Linie: Rückseite des Oberschenkels)

Gerade bei der Oberschenkelraffung und bei der Bauchdeckenplastik ist die kosmetische Nachbehandlung äußerst wichtig, da die Wundheilung nach diesen Operationen oft wochenlang dauert. Die Kosmetikerin kann durch ihre kompetente Behandlung dazu beitragen, dass möglichst unauffällige Narben zurückbleiben.

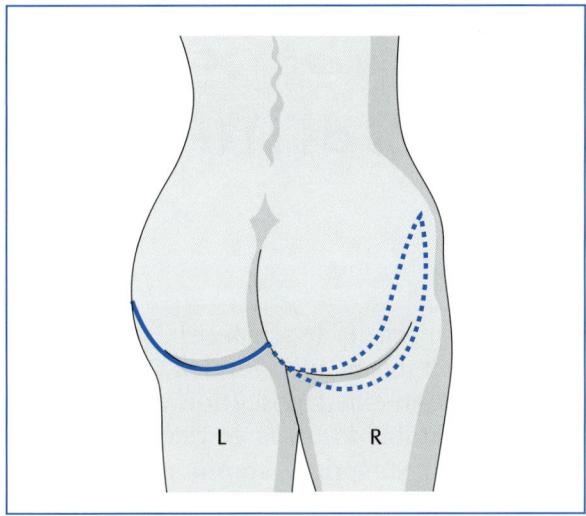

◉ 19 Auch ein schlaffer Po kann nur gestrafft werden, wenn überschüssige Haut entfernt wird: Schnittführung (R) und Operationsnarbe (L)

Oberarmraffung

Der Wunsch nach schlanken, straffen Körperkonturen macht auch vor den Oberarmen nicht Halt. Wenn eine Liposuktion wegen eines starken Hautüberschusses an den Oberarmen wenig Erfolg verspricht, kommt eine Raffungsoperation infrage.

Was kann korrigiert werden?

Die Oberarmraffung wird insbesondere von Frauen gewünscht, die in fortgeschrittenem Alter eine ausgeprägte **Oberarm-Cellulite** haben und deshalb keine ärmelfreie Kleidung mehr tragen können. **Hauttaschen**, die bei seitlich ausgestreckten Armen von der Achsel bis fast zum Ellenbogen unschön herunterhängen, lassen sich durch die Oberarmraffung operativ entfernen.

So wird's gemacht

Für die Operation ist ein Schnitt von der Achselhöhle bis zum Ellenbogengelenk nötig. Die überschüssige Haut wird entfernt und das Gewebe gerafft. Später ist eine feine Narbe an der Oberarminnenseite zu sehen.
In der Regel kommt es zu einem guten kosmetischen Ergebnis, weil die Haut wieder ganz straff ist.

Muss man mit Komplikationen rechnen?

Auch bei der Oberarmraffung kann man Komplikationen wie Nachblutungen, Infektionen etc. nicht mit absoluter Sicherheit ausschließen (s. S. 14).
Relativ häufig kommt es zu einem **leichten Lymphstau** im Bereich der Operationsnarbe, weshalb wir dem Patienten postoperativ für etwa 2 bis 3 Wochen manuelle Lymphdrainagen empfehlen.

Venenchirurgie

Erweiterte Venen (Krampfadern, Varizen) können ernst zu nehmende Beschwerden verursachen – in jedem Fall sehen sie aber unästhetisch aus. Krampfadern sind sehr verbreitet. An ihrer Entstehung wirken verschiedene Faktoren mit, vor allem eine Bindegewebsschwäche, Veranlagung, Übergewicht, Schwangerschaften und eine überwiegend stehende Tätigkeit.

Man unterscheidet am Bein ein tiefes und ein oberflächliches Venensystem mit dazwischengeschalteten Verbindungsvenen. Normalerweise fließt das Blut aus den oberflächlichen in die tiefen Venen. Wenn jedoch die Venenklappen nicht mehr richtig schließen, kehrt sich der Blutstrom um, d. h., das Blut fließt aus dem Inneren des Beins nach außen in die Hautvenen. Dort staut sich das Blut und durch den ständigen Druck weiten sich die oberflächlichen Venen immer mehr aus.

Was kann korrigiert werden?

Oberflächliche Krampfadern können sklerosiert oder operativ entfernt werden – vorausgesetzt, das tiefe Venensystem ist funktionsfähig. Dies lässt sich mit einer Phlebographie (Röntgenaufnahmen des Venensystems mit Kontrastmittel) oder mit einer Ultraschall-Doppler-Untersuchung feststellen.

Besenreiservarizen sind intradermal liegende, feinste erweiterte Venen, die kosmetisch erheblich stören können.

So wird's gemacht

Beim **Venenstripping** wird über einen kleinen Hautschnitt die erweiterte Vene aufgesucht und in diese eine Sonde eingeführt. Mit der Sonde fädelt man die Krampfader in ihrer gesamten Länge auf und unterbindet ihre Seitenäste. Über dem oberen, körpernahen Ende der Varize ist ebenfalls ein Hautschnitt nötig, und nun kann man die aufgefädelte Krampfader aus dem Bein herausziehen. Anschließend ist es wichtig, dass noch auf dem Operationstisch ein gut sitzender Kompressionsverband angelegt wird. Das Venenstripping kann ambulant durchgeführt werden. In den ersten Monaten nach der Operation sollte der Patient maßgefertigte Kompressionsstrümpfe tragen.

Eine **Verödungsbehandlung** (Sklerosierungstherapie) kommt infrage, wenn die Krampfadern noch nicht sehr ausgeprägt sind (retikuläre Varizen), oder wenn nach einem Venenstripping kleine Restvarizen übrig sind. Bei der Verödungstherapie spritzt man ein Sklerosierungsmittel in die erweiterte Vene, das die Venenwand reizt. Im Idealfall legen sich die Venenwände aufeinander und verkleben miteinander. Oder es bildet sich auf der geschädigten Gefäßwand ein Blutgerinnsel, das bindegewebig durchbaut wird und so das Gefäß verschließt. Auch nach der Verödungsbehandlung muss ein Kompressionsverband getragen werden. Rezidive nach dem Veröden sind möglich. Eine Sklerosierungstherapie kommt auch bei größeren **Besenreiservarizen** an den Beinen infrage. Besenreiser mit einem Durchmesser von bis zu 1 mm können auch mit dem Laser (s. S. 73 ff.) behandelt werden.

Muss man mit Komplikationen rechnen?

Im Allgemeinen sind die Ergebnisse nach einem **Venenstripping** sehr gut. Dennoch kann es auch bei diesem Eingriff zu Infektionen und Nachblutungen kommen. Tiefe Venenthrombosen und Nervenverletzungen sind zum Glück sehr selten.

Nach der **Sklerosierungstherapie** kann es in äußerst seltenen Fällen zu Hautnekrosen kommen – nämlich dann, wenn das Sklerosierungsmittel versehentlich neben die Vene gespritzt wurde. Auch allergische Reaktionen auf das Sklerosierungsmittel kommen gelegentlich vor.

Testfragen

30. Welche Form des Haarausfalls kommt bei Männern am häufigsten vor?
31. Fallen bei der androgenetischen Alopezie sämtliche Haare aus?
32. Wo werden bei der Haartransplantation Haare entnommen?
33. Muss man nach der Haartransplantation damit rechnen, dass die neu eingesetzten Haare wieder ausfallen?
34. Worin besteht der Unterschied zwischen einer Bruststraffung und einer Brustverkleinerung?
35. Eine Frau möchte ihre Brust verkleinern lassen. Zeichnet der Operateur die neue Lokalisation der Brustwarzen an der stehenden oder an der liegenden Patientin ein?
36. Warum ist die Zeit nach abgeschlossener Familienplanung für eine Brustverkleinerung besonders gut geeignet?
37. In welchen Fällen können die Kosten für eine Brustverkleinerung von der Krankenkasse übernommen werden?
38. Wie kann eine Asymmetrie der Brüste ausgeglichen werden?
39. Welcher Eingriff an der Brust hinterlässt die kleinsten Narben?

40. Aus welchem Material bestehen die meisten Brustimplantate?
41. Was ist eine Kapselfibrose?
42. Wann kommt eine Bauchdeckenplastik infrage?
43. Warum sollte ein Patient vor einer Bauchdeckenplastik Eigenblut spenden?
44. Warum sollte eine Bauchdeckenplastik möglichst erst nach der Geburt des letzten Kindes durchgeführt werden?
45. Wie verläuft die Schnittführung bei einer operativen Oberschenkelraffung?
46. Warum bleiben nach einer operativen Oberschenkelraffung oft auffällige Narben zurück?
47. Wo verläuft der Schnitt bei einer operativen Oberarmraffung und wie lang ist er?
48. Warum empfehlen sich nach einer operativen Oberarmraffung manuelle Lymphdrainagen?
49. Wie können Krampfadern behandelt werden?

Auflösung der Testfragen ab S. 134

Laserbehandlungen

Jünger aussehen ganz ohne Narben und Skalpell – das klingt verlockend. Entsprechend enthusiastisch berichteten die Medien in den vergangenen Jahren über Laserbehandlungen. Doch der Laser ist keine Wunderwaffe, die jeden Schönheitsfehler spurlos wegzaubert. Bei einem deutlich gealterten Gesicht mit abgesackten Konturen und tiefen Falten bringt ein Face-Lifting (s. S. 50 ff.) sicher die besseren Ergebnisse.

Keine überzogenen Erwartungen an den Laser richten!

Zitronenfältchen (senkrecht stehende kleine Falten um die Ober- und Unterlippe herum), Krähenfüße oder auch Unterlidfältchen können mit dem Laser gut behandelt werden. Dazu kommen weitere Indikationen wie die Behandlung von Aknenarben, die Entfernung von Feuermalen, Blutschwämmchen, Tätowierungen u.a. Laserstrahlen sind gekennzeichnet durch hohe Intensität, gute optische Fokussierbarkeit und Monochromasie (Einfarbigkeit). Mit Laserstrahlen kann man sehr präzise arbeiten, und in der Medizin macht man sich ganz besonders ihre **gefäßverödenden** (koagulierenden) und **verdampfenden** (vaporisierenden) Eigenschaften zunutze.

Es gibt verschiedene Lasergeräte, wie z. B. den Argon-Laser, den Erbium:YAG-Laser, blitzlampengepumpte gepulste Farbstofflaser, CO_2-Laser usw., die jeweils bei ganz bestimmten Indikationen (s. u.) eingesetzt werden.

Was kann korrigiert werden?

Am meisten wurde in den letzten Jahren mit Sicherheit über die Laserbehandlung falten- und **fältchenreicher, sonnengeschädigter Haut** geschrieben. Mit dem ultragepulsten CO_2-Laser kann die oberste Hautschicht präzise abgetragen werden, indem man sie verdampft. Gleichzeitig wird die Haut gestrafft und zur Neubildung angeregt; man spricht auch von einem Skin-Resurfacing, was soviel bedeutet wie der Haut eine neue Oberfläche geben. Man kann mit dem CO_2-Laser einzelne Hautpartien z. B. um den Mund oder an den Augen, an der Stirn oder auch das ganze Gesicht behandeln (Fullface). Nach der Laserbehandlung bleibt für einige Monate eine gewisse Hautrötung bestehen. Falten werden geglättet, allerdings können sich nach etwa 6 Monaten bis zu einem gewissen Grad erneut Fältchen ausbilden.

So wird's gemacht

Bei einer Behandlung mit dem ultragepulsten CO_2-Laser müssen alle Beteiligten Schutzbrillen tragen, weil der Laserstrahl sonst die Augen schädigen könnte. Sollen nur Teilzonen behandelt werden, reicht eine örtliche Betäubung aus, bei einer Fullface-Behandlung führen wir eine Vollnarkose durch. Kleinere Eingriffe nehmen manche Ärzte ambulant vor, wir empfehlen unseren Patienten bei einer Behandlung des gesamten Gesichts, ein bis zwei Klinik-Übernachtungen einzukalkulieren.

Nachdem die Haut gründlich gereinigt wurde, bearbeitet der Arzt die vorher definierten Hautareale mit dem Laserstrahl. Blutungen treten dabei in der Regel nicht auf, weil der Laserstrahl kleine Blutgefäße sofort verschließt. Allerdings ist die Haut nach dem Eingriff gerötet, und sie nässt. Wir legen nach dem Lasern eine spezielle **Folie** (künstliche Haut) auf die behandelten Areale, die 4 Tage lang getragen werden soll und nicht verrutschen darf. Nur so kommt es zu einer problemlosen Abheilung, und Infektionen und Schorfbildungen lassen sich vermeiden. Wichtig ist, dass auf die Folie zweimal täglich dünn Vaseline aufgetragen wird. In aller Regel heilt die Haut innerhalb von 8 bis 10 Tagen ab und darf dann auch wieder geschminkt werden. Auf direkte Sonneneinstrahlung sollte man für drei bis sechs Monate nach dem Lasern verzichten!

Gerade das Ergebnis der Laserbehandlung steht und fällt mit der optimalen Vor- und Nachbehandlung. Hier sind Sie als Kosmetikerin gefordert! Ab S. 128 beschreiben wir, wie Sie die Patientin vor und nach dem Eingriff professionell betreuen.

Muss man mit Komplikationen rechnen?

Der Patient muss wissen, dass die Haut nach der Laserbehandlung einige Monate lang eine Rötung aufweisen kann, die sich aber mit Make-up abdecken lässt.

Infektionen der frisch gelaserten und damit sehr empfindlichen Haut sind möglich. Vor allem bei Patienten, die zu Herpes-Infektionen im Gesicht neigen, kann durch das Lasern ein neuer **Herpes-Schub** provoziert werden. Deshalb geben wir vorbeugend ein Medikament, das Virusinfektionen entgegenwirkt. Ob zusätzlich ein Antibiotikum notwendig ist, entscheidet der Arzt im Einzelfall.

Nach dem Lasern kann es zu **Pigmentverschiebungen** kommen. Wir empfehlen Patienten mit bekannten Pigmentstörungen, ab dem 7. Tag nach dem Lasern eine spezielle Creme (s. u.) aufzutragen. Unbedingt regelmäßig Sunblocker verwenden! Erst nach 3 bis 6 Monaten wird die Haut gegen Sonnenstrahlen wieder unempfindlicher!

Depigmentierungscreme nach Professor Mang

> Tretinoin 0,05
> Hydrocortisonacetat 1,0
> Hydrochinon 4,0
> Cold Cream Roche Posay ad 100,0

Wir möchten eindringlich darauf hinweisen, dass für die Laserbehandlung sehr viel Erfahrung notwendig ist. So einfach die Technik im Prinzip ist, so schwierig kann es sein, die richtige Laserdosis für einen bestimmten Hauttyp einzustellen.

Bei Menschen mit dunkler Hautfarbe oder asiatischer Herkunft ist die Gefahr irreparabler Pigmentveränderungen groß. Deshalb lieber nicht lasern!

Nur wenn der Laserarzt über viel Erfahrung verfügt und alle Vorsichtsmaßnahmen eingehalten werden, lassen sich Risiken reduzieren und Störungen vermeiden.

Weitere Indikationen für den Laser

Narben, die z. B. durch eine schwere Akne entstanden sind, können ebenfalls mit dem ultragepulsten CO_2-Laser behandelt werden. Akne-Experten warnen allerdings auch bei dieser Indikation vor überzogenen Erwartungen. Am besten, man stellt dem Patienten eine etwa 50%ige Besserung in Aussicht: Flache Narben können nach einer Laserbehandlung verschwinden, mittelschwere Narben sind nach der Behandlung noch als leichte Veränderungen sichtbar und tiefe Narben werden abgemildert.

Vorsicht ist geboten, wenn der Patient zu hypertrophen Narben neigt!

Feuermale (Naevi flammei), die oft im Gesicht auftreten und sehr entstellend wirken, können mit gepulsten Farbstofflasern beseitigt werden. **Tätowierungen**, die nicht mehr gefallen, kann man mit dem gütegeschalteten Rubin-Laser entfernen, ebenso unschöne **Altersflecken** und störende Sommersprossen. **Besenreiser** mit einem Durchmesser von bis zu 1 mm kann man mit blitzlampengepumpten gepulsten Farbstofflasern behandeln und in einer Sitzung eine Besserung von etwa 50 bis 60% erreichen. Diese Laserart ist auch für die Behandlung von **Hämangiomen** (Blutschwämmchen) geeignet. **Couperose** kann ebenfalls mit dem Laser angegangen werden.

Bevor man sich zu einer Lasertherapie von Hautveränderungen entschließt, muss ganz sicher sein, dass **nichts Bösartiges** vorliegt. Das gilt vor allem für pigmentierte Hautveränderungen. Ein entsprechend geschulter Experte muss deshalb die Haut beurteilen.

Dermabrasion

Die Dermabrasion (Hautabschleifung, Frästhera-pie) wird seit Jahrzehnten praktiziert, sie ist also eine relativ alte Methode. Durch Abtragen der obersten Hautschichten kann man das Erscheinungsbild von Narben bessern, kleine Falten korrigieren oder verschiedene Hautver-änderungen behandeln. In der Anfangszeit der Dermabrasion arbeitete man unter anderem mit Sandpapier, heute verwenden die meisten Operateure elektrisch oder CO_2-betriebene hochtourige Handmaschinen, die bis zu 60 000 Rotationen pro Minute bringen. Man schleift die Haut z. B. mit **Diamantfräsen** ab, das sind Stahlräder, die mit Diamantpartikelchen be-stückt sind. Die Partikelgröße kann variieren, sodass Fräsen unterschiedlicher Rauigkeit zur Verfügung stehen. Manche Ärzte bevorzugen zum Abschleifen **Bürsten**, doch hier ist sehr viel Erfahrung und Sorgfalt notwendig, denn mit rotierenden Bürsten erreicht man schnell tiefe Hautschichten. Seit einigen Jahren stehen auch Abrasionsgeräte zur Verfügung, die unter hohem Druck sterile **Mikrokristalle** auf die ver-änderte Haut schleudern und so zu einer Ab-schürfung führen. Bei diesem Verfahren sind oft mehrere Behandlungen notwendig, bis man den gewünschten Effekt erhält.

In den letzten Jahren hat die Dermabrasion durch den Laser Konkurrenz bekommen. Laser-behandlungen sind weniger schmerzhaft als die klassische Hautabschleifung und man muss beim Lasern auch nicht mit Nachblutungen rechnen. Trotzdem hat die Hautabschleifung nach wie vor ihre Berechtigung. Wir behandeln beispielsweise kleine Fältchen um die Oberlip-pe gerne mit Dermabrasion, da hier bessere Ergebnisse als mit dem CO_2-Laser erzielt wer-den.

Was kann korrigiert werden?

Zu den klassischen Indikationen der Frästhera-pie zählt die Behandlung von **Aknenarben**. Gerade Aknenarben, die höher sind als die umgebende Haut, lassen sich mit der Dermabra-sion gut an das übrige Hautniveau anpassen. Narben, die durch Unfälle oder Operationen ent-standen sind, können etwa 6 Wochen nach der Entfernung der Fäden abgeschliffen werden. Wartet man zu lange, bringt die Dermabrasion keine guten Ergebnisse mehr.

Mit der Dermabrasion lassen sich **kleine Falten** korrigieren und **Tätowierungen** entfernen. Auch **übermäßige Verhornungen**, bestimmte **Nävi** und sogar das **Rhinophym** (Knollennase bei männlichen Patienten mit Rosazea) können abgeschliffen werden.

> *Patienten mit dunkler oder olivfarbener Haut sollten besser nicht dermabradiert werden, weil es leicht zu Pigmentverschiebungen kommen kann. Auch Ver-änderungen der Nackenhaut und Verbrennungsnar-ben sind für eine Dermabrasion nicht geeignet.*

So wird's gemacht

Für die Dermabrasion genügt oft eine lokale Betäubung, ein zusätzliches Beruhigungsmittel nimmt dem Patienten Angst und Verspannun-gen. Viele Behandler wenden heute auch bei Hautabschleifungen die Tumeszenz-Anästhesie an (s. S. 79).

Die Dermabrasion kann nur auf **gespannter Haut** durchgeführt werden: Ein Assistent spannt die zu behandelnden Hautareale, während der Operateur die Handmaschine führt. Alternativ kann man auch auf vorgefrorener Haut arbeiten. Um Infektionen durch abgefräste Hautpartikel zu vermeiden, müssen sich Operateur und Assistent nicht nur mit den üblichen Operationshandschuhen, sondern auch mit Gesichtshelmen schützen.

Viele Operateure markieren mit Farbstoff die Hautpartien, die abgefräst werden sollen. Für ein gutes kosmetisches Ergebnis ist es wichtig, die Übergänge zwischen gefräster und normaler Haut weich zu gestalten, sonst wird später deutlich sichtbar, welche Areale behandelt wurden und welche nicht.

Nach der Dermabrasion kann man die Haut mit antibiotischen Salben und Fettgaze bedecken oder aber synthetische Wundfolien verwenden, die auch die Abheilung beschleunigen. Nach etwa 8 bis 10 Tagen fällt der Wundschorf ab.

Weil die neue Haut gerötet und sehr empfindlich ist, sollte man 3 bis 6 Monate direkte Sonneneinstrahlung meiden (s. S. 129).

Muss man mit Komplikationen rechnen?

Wenn zu tief geschliffen wird, können bei der Dermabrasion prinzipiell **Narben** entstehen. Arbeitet der Arzt dagegen zu oberflächlich, wird sich das Hautbild nicht durchgreifend bessern. Deshalb sollte man sich zur Dermabrasion auch nur einem sehr erfahrenen Arzt anvertrauen. In seltenen Fällen werden **Infektionen** beobachtet.

Problematisch können **Pigmentstörungen** (Hyper- und Hypopigmentierungen) nach dem Hautabschleifen sein. Hyperpigmentierungen bilden sich oft innerhalb einiger Monate zurück, was man durch hydrochinonhaltige Salben beschleunigen kann.

Fettabsaugung

Eine ganz schmale Taille – aber eine hässliche Reithosendeformität; oder ein junges Gesicht – aber ein unschönes Doppelkinn. Es gibt umschriebene Fettpolster, die sich hartnäckig jeder Form von Diät, Sport oder Fitnesstraining widersetzen. Schuld daran ist oft eine familiäre Veranlagung.

Was kann korrigiert werden?

Solche sport- und diätresistenten Problemzonen findet man bei Frauen an Hüfte, Gesäß, Oberschenkel (Reithose), Knie, Unterschenkel und Fesseln, aber auch am Kinn und an den Oberarmen. Männer leiden eher an lästigem Hüftspeck, an einem Kugelbauch oder Doppelkinn. Für diese Problemzonen ist die Fettabsaugung (Liposuktion, Body-Contouring) gedacht – und nicht, um auf bequeme Weise generalisiertes Übergewicht loszuwerden! Bei der Liposuktion wird das subkutane Fett abgesaugt, also das Fett zwischen Haut und Muskulatur. Fettgewebe in der Bauchhöhle ist einer Absaugung natürlich nicht zugänglich.

So wird's gemacht

Die Methode der Fettabsaugung hat sich in den letzten Jahren stark verändert. Früher war für diesen Eingriff eine Vollnarkose nötig, und man saugte mit dicken Kanülen, die einen Durchmesser von 10 mm und mehr aufwiesen, das Fett ab. Nachteile der Methode: Es kam oft zu Blutungen, und eine gleichmäßige Absaugung war sehr schwierig, weshalb die Haut nach der Liposuktion gar nicht so selten unschöne Dellen aufwies.

Auch die Ultraschallabsaugung mit etwas dünneren Kanülen brachte nicht den erhofften Durchbruch. Die Hitzeentwicklung durch den Ultraschall führte zu unerwünschten Störungen und Nebenwirkungen, und eine bestehende Cellulite konnte mit dem Verfahren ebenfalls nicht zufriedenstellend gebessert werden.

Überzeugende Ergebnisse durch Tumeszenz-Absaugung.

Einen großen Fortschritt brachte dagegen die Tumeszenz-Absaugmethode (s. S. 79), die ursprünglich von amerikanischen Ärzten entwickelt und später modifiziert wurde. Die Tumeszenz-Lokalanästhesie hat sich heute für die Liposuktion in vielen Kliniken durchgesetzt.

Zunächst zeichnet der Operateur am stehenden Patienten an, wo wie viel Fett entfernt werden soll. Dann wird die Tumeszenz-Lösung in die Problemzonen eingespritzt, was je nach Größe des abzusaugenden Areals mehrere Stunden dauern kann. Bei manchen Patienten sind bis zu 6 l Tumeszenz-Lösung notwendig!

Nach einer Einwirkzeit, in der die injizierte Flüssigkeit die Fettzellen aus dem Bindegewebe löst, saugt man das Fett mit 1 bis 3 mm dünnen Kanülen ab. In einer Sitzung kann man bis zu 6 l Fett entfernen und kosmetisch sehr zufriedenstellende Ergebnisse erreichen – auch bei Patienten, die nicht mehr ganz jung sind. Als angenehmer Nebeneffekt einer Liposuktion bessert sich oft auch eine **Cellulite** ganz wesentlich. Insgesamt steht mit der Tumeszenz-Liposuktion ein zeitintensives, aber sehr effektives Verfahren zur Verfügung.

Für die Liposuktion sind nur 3 mm lange Einstiche notwendig, die wir an möglichst versteck-

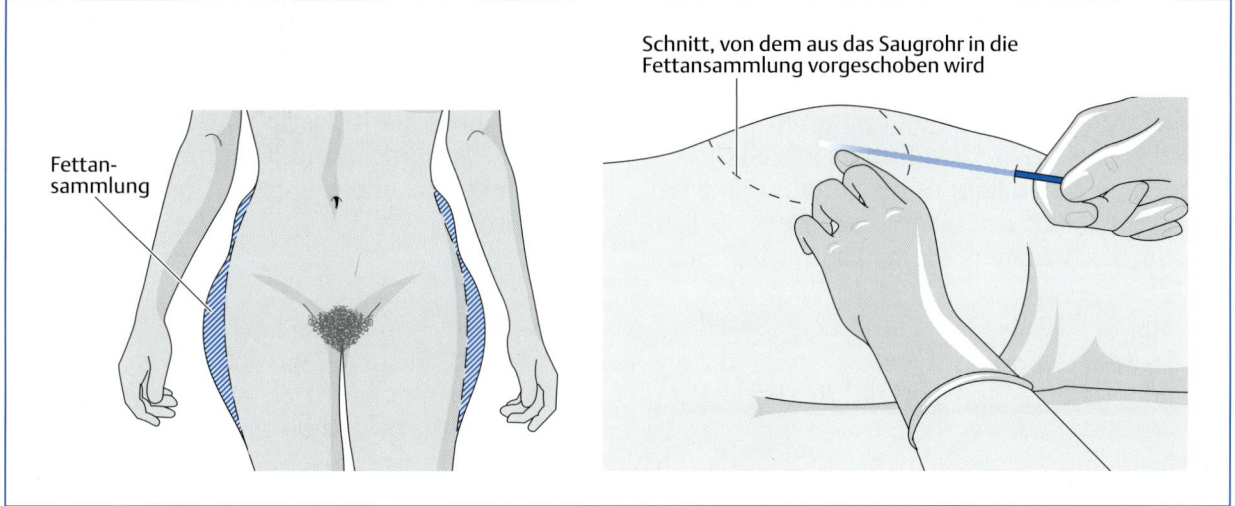

◉ 20 Die Fettabsaugung ist vor allem an Hüfte, Po und Oberschenkel gefragt

ten Körperstellen setzen. Diese Stiche werden nicht genäht, sondern mit Pflaster geklebt, die der Patient nach 8 Tagen selbst entfernen kann. Damit im Gewebe verbliebene Restflüssigkeit herauslaufen kann, lassen wir den Patienten nach der Operation abwechselnd eine Stunde lang gehen und eine Stunde lang ruhen. Am Tag nach dem Eingriff wechseln wir den Verband, und danach kann der Patient nach Hause gehen. Um Infektionen vorzubeugen, geben wir schon am Tag vor der Operation ein Antibiotikum, das der Patient auch noch 6 Tage nach dem Eingriff einnimmt.

Damit sich die Haut der neuen Körpersilhouette rasch und gut anpasst, muss der Patient in den ersten 8 Tagen nach dem Eingriff Tag und Nacht ein straffes **Mieder** tragen. In den folgenden 4 Wochen sollte dieses Mieder weiterhin so oft wie möglich angelegt werden. Durch professionelle Nachsorge (s. S. 129 f.) unterstützt man ein optimales Operationsergebnis.

■ *Was bedeutet Tumeszenz-Lokalanästhesie?*

Bei der üblichen örtlichen Betäubung, die man z. B. braucht, wenn ein Zahn gezogen oder ein kleiner Hauttumor entfernt werden muss, werden nur wenige Milliliter eines Lokalanästhetikums (eventuell in Kombination mit einem gefäßverengenden Mittel) ins Gewebe gespritzt.
Im Gegensatz dazu verwendet man bei der Tumes-

zenz-Lokalanästhesie mehrere Liter physiologische Kochsalzlösung, der man ein lokales Betäubungsmittel, ein gefäßverengendes Mittel (verhindert große Blutergüsse) und Bikarbonat (bessert die Diffusion des Lokalanästhetikums und die Gewebeverträglichkeit) beimengt. Tumescere ist lateinisch und bedeutet anschwellen – und damit ist auch schon beschrieben, wie die Haut aussieht, wenn man die Tumeszenz-Lösung injiziert hat.
Die Tumeszenz-Lokalanästhesie wird heute sehr gerne verwendet, wenn Fett abgesaugt werden soll. Sie kommt aber auch für andere Eingriffe infrage, z. B. wenn Krampfadern operiert oder viele Lipome entfernt werden sollen. Die Tumeszenz-Lokalanästhesie ist risikoärmer und besser verträglich als eine Allgemeinnarkose.
Wir haben eine spezielle, schonende Methode entwickelt, bei der wir mit ganz wenig Lokalanästhetikum und Adrenalin auskommen .

Muss man mit Komplikationen rechnen?

Auch wenn die Tumeszenz-Liposuktion sehr gute Ergebnisse bringt, ist sie nicht ganz gefahrlos. Ein Risiko stellt die **Anästhesie** dar (Allergiegefahr, mögliche Komplikationen durch das in großen Mengen verabreichte Lokalanästhetikum). Wie bei jeder anderen Operation kann es auch bei der Liposuktion zu **Blutungen, Infektionen** und **Narben** kommen. Infektionen wirken wir mit einem Antibiotikum entgegen und die Gefahr der Narbenbildung minimieren wir, indem wir nur ganz kleine Stiche setzen.

In seltenen Fällen kam es bei Fettabsaugungen zu **Thrombosen** und **Embolien**. Deshalb führen wir bei Patienten, die bekanntermaßen zu Thrombosen und Embolien neigen, keine Liposuktion durch.

Wichtig ist, dass der Patient nach der Liposuktion zumindest eine Nacht **stationär** bleibt und überwacht wird, damit eventuelle Störungen sofort erkannt und kompetent behandelt werden können.

Testfragen

50. Welche Alterserscheinungen lassen sich mit dem Laser gut behandeln?

51. Nennen Sie – neben der gealterten und sonnengeschädigten Haut – mindestens 3 weitere Hautveränderungen, die mit dem Laser angegangen werden können.

52. Gibt es Menschen, deren Haut besser keiner Laserbehandlung unterzogen werden sollte?

53. Welche Komplikationen können nach einer Laserbehandlung der Haut auftreten und was lässt sich dagegen tun?

54. Wie funktioniert die Dermabrasion?

55. Nennen Sie mindestens 3 Hautveränderungen, die mit Dermabrasion behandelt werden können.

56. Welche Vorteile bietet die Laserbehandlung im Vergleich zur Dermabrasion?

57. Darf jeder Hauttyp mit Dermabrasion behandelt werden?

58. Welche Problemzonen können mit der Liposuktion behandelt werden?

59. Erklären Sie das Prinzip der Tumeszenz-Absaugung.

60. Welche Vorteile bietet die Tumeszenz-Absaugung gegenüber der früher verbreiteten Trockenmethode?

61. Eine Patientin möchte sich Fett an den Oberschenkeln absaugen lassen. Kann ein solcher Eingriff ambulant erfolgen?

62. Welchen Patienten sollte man von einer Fettabsaugung abraten?

Auflösung der Testfragen ab S. 134

Peelings

Peelings oder Schälkuren erfreuen sich nicht nur in der Dermatologie und ästhetischen Medizin, sondern auch in der **Kosmetik** großer Beliebtheit, weil sie das Erscheinungsbild der Haut rasch und sichtbar verbessern: Trockene Schüppchen, die die Haut blass und fahl aussehen lassen, werden entfernt und die Zellerneuerung in der Epidermis angeregt. Das Ergebnis ist eine glattere, frische und rosige Haut, die kosmetische Wirkstoffe besonders gut aufnimmt.

Für das Peeling stehen heute die unterschiedlichsten Verfahren und Substanzen zur Verfügung, die entweder nur **ganz sanft** wirken oder aber **sehr intensiv** bis aggressiv. Man unterscheidet unterschiedlich tiefe Peelings:

- Das **oberflächliche, epidermale Peeling** (Soft-Peeling) enfaltet seine Wirkung in der Hornschicht (Stratum corneum) und in der Epidermis.
- Das **mitteltiefe Peeling** wirkt in der Epidermis und im Stratum papillare der Dermis.
- Das **tiefe Peeling** setzt am Stratum papillare und reticulare der Dermis an.

Im **Kosmetikinstitut** arbeitet man mit epidermalen Peelings, die tieferen (dermalen) Peelings kommen in der **ästhetischen Chirurgie** und in der **Dermatologie** zum Einsatz.

Was kann korrigiert werden?

Ziel der **kosmetischen (epidermalen) Peelings** ist es, die Hautstruktur zu verbessern, Pigmentflecken aufzuhellen und feine Fältchen und flache Narben zu verbessern. Dafür stehen der Kosmetikerin verschiedene Methoden zur Verfügung:

- Mechanisches Peeling, z. B. Trocken- oder Nassschleifen mit speziellen Schleifsteinen oder Gesichtsschleifpolstern.
- Enzym-Peelings, z. B. mit den Enzymen Pankreatin, Trypsin oder Papain, die die Kittsubstanz zwischen den Hornlamellen auflösen, sodass sie als Schüppchen von der Haut gelöst werden können.
- Kräutertiefenschälkur, bei der eine Mischung aus verschiedenen Kräutern auf die Haut aufgebracht wird. Der pflanzliche Wirkstoffkomplex ruft eine starke Durchblutung der Haut und eine flächenhafte Ablösung der Hornschicht hervor und fördert die Regeneration der Epidermis und der oberen Kutisschichten.
- Fruchtsäure-Peelings mit verschiedenen Fruchtsäuren (Alphahydroxysäuren, AHA) in unterschiedlichen Konzentrationen, die zu einer dünneren, kompakteren Hornschicht führen, die Epidermis verdicken und die Kollagensynthese anregen. Im Kosmetikinstitut arbeitet man mit Fruchtsäuren niedriger bis mittlerer Konzentration.

In der **ästhetischen Medizin** und in der **Dermatologie** möchte man mit Peeling-Behandlungen Folgendes erreichen:

- Falten bekämpfen.
- Pigmentationsstörungen behandeln.
- Das Erscheinungsbild von Narben (Aknenarben) verbessern.
- Hyperkeratotische Hautveränderungen wie seborrhoische Warzen, aktinische Keratosen und plane Warzen therapieren.

Mediziner arbeiten mit **chemischen Peelings**, bei denen sie z. B. Trichloressigsäure (TCA), Phenol, Salicylsäure, Vitamin-A-Säure oder Resorcin verwenden. Manche Ärzte nehmen auch **Kombinations-Peelings**, z. B. die Jesser-Lösung, eine Mischung aus Salicylsäure, Resorcinol, Milchsäure und Äthanol. In den letzten Jahren setzen sich in den Arztpraxen und ästhetischen Kliniken zunehmend **hochkonzentrierte Fruchtsäuren** durch, die sich auch sehr gut mit Schönheitsoperationen kombinieren lassen. So kann man die Wirkung eines Face-Liftings z. B. dadurch verbessern, dass man einige Zeit vor der Operation eine Fruchtsäure-Schälkur durchführt und so die Hautqualität sichtbar verbessert. Fruchtsäuren kommen in Früchten vor, z. B. Zitronensäure in Zitrusfrüchten, Weinsäure in Trauben und altem Wein, Apfelsäure in Äpfeln, Birnen, Pflaumen und Pfirsichen. Milchsäure, die nicht nur in Milch, sondern auch in Äpfeln und Tomaten vorliegt, zählt ebenfalls zu den Fruchtsäuren. Die aus dem Zuckerrohr stammende **Glykolsäure** ist die am besten untersuchte, bekannteste und wirksamste Fruchtsäure. Wegen ihrer geringen Molekülgröße dringt sie am tiefsten in die Haut ein.

■ *Wovon hängt der Erfolg des Peelings ab?*

Ob ein Peeling das erhoffte Ergebnis bringt, hängt von verschiedenen Faktoren ab:
- vom Hauttyp und vom Hautproblem des Patienten,
- von der Vorbereitung der Haut bzw. den Vorbehandlungen, die der Patient bereits erhalten hat,
- von der Auswahl der Peeling-Methode
- und ganz wesentlich von der Peeling-Erfahrung des Behandlers!

So wird's gemacht

Als Beispiel für eine Schälkur möchten wir ein Fruchtsäure-Peeling mit Glykolsäure vorstellen, da sich Fruchtsäuren sowohl in der Kosmetik als auch in der Medizin zunehmender Beliebtheit erfreuen.

Die Kosmetikerin arbeitet mit Präparaten bis zu 40 % Fruchtsäuren, der Arzt verwendet Produkte mit einer Konzentration von bis zu 70 bis 75 %.

Vor einem höherprozentigen Peeling muss die Haut über etwa 3 Wochen an Fruchtsäuren gewöhnt werden, wozu sich eine Creme mit 8 bis 10% Glykolsäure eignet. In dieser **Vorbereitungsphase** trägt die Patientin das Fruchtsäure-Präparat in der ersten Woche nur abends auf und wäscht es bei empfindlicher Haut nach etwa einer Stunde wieder ab. In der zweiten Woche bleibt die Glykolsäure-Creme über Nacht auf der Haut, und in der dritten Woche verwendet die Patientin das Präparat morgens und abends.

Während der eigentlichen **Behandlungsphase** erfolgen mehrere Peeling-Behandlungen im Abstand von etwa 2 Wochen (je nach individuellem Befund auch in kürzeren oder längeren Intervallen). Mit jeder Behandlung kann die Glykolsäure-Konzentration und die Einwirkzeit **gesteigert** werden.

Folgende Behandlungsschritte sind wichtig:
- Haut gründlich reinigen und entfetten.
- Die empfindliche Haut an den Augen- und Mundwinkeln und Lippen mit einer W/O-Emulsion schützen, Augen mit feuchter Kompresse abdecken.
- Glykolsäure zügig auf Stirn, Wangen, Kinn und Nase auftragen und etwa 3 bis 5 Minuten einwirken lassen. Normalerweise spürt der Patient beim Auftragen des Präparats ein leichtes Brennen.
- Wenn sich die Haut rötet und das Brennen stärker wird, Fruchtsäure mit kaltem Wasser entfernen. Bei wässrigen Lösungen ist ein Natrium-Bikarbonat-Puffer notwendig.
- Zwischen den Peeling-Sitzungen die Haut mit 10%igem Glykolsäure-Präparat pflegen.
- Nach 5 bis 6 Peelings sollte man eine Behandlungspause einlegen.

Eine derartige Behandlungsserie glättet kleine Falten, bessert Hyperpigmentierungen und (Akne-)Narben, bekämpft übermäßige Verhornungen und verfeinert die Hautporen.

Muss man mit Komplikationen rechnen?

Nach einem hochprozentigen Fruchtsäure-Peeling kann es zu Rötungen, Schuppungen und auch zu Juckreiz kommen. Die Haut ist sehr empfindlich und sollte einige Monate konsequent vor Sonneneinstrahlung geschützt werden.

Bei manchen Patienten bleibt nach hochprozentigem Glykolsäure-Peeling eine **Hautrötung** über mehrere Monate bestehen, die aber gut überschminkt werden kann. In seltenen Fällen kann es zu Hyperpigmentierungen und zu Narben kommen.

Narbenkorrektur

Unfälle, Operationen (auch Schönheitsoperationen) und manche Hauterkrankungen hinterlassen Narben auf der Haut – und oft auch auf der Seele. Besonders belastend sind entstellende Narben im Gesicht, weil sie neugierige Blicke und Fragen provozieren und den Betroffenen bei jedem Blick in den Spiegel an ein unliebsames Ereignis erinnern. Menschen mit Narben an gut sichtbarer Stelle entwickeln oft **Minderwertigkeitskomplexe** und vermeiden soziale Kontakte.

Narben mit starker Schrumpfungstendenz und unelastische Verbrennungsnarben können zudem zu ernsthaften **Funktionseinbußen** führen, etwa wenn sie über Gelenken sitzen und die Beweglichkeit stark einschränken. Und schließlich können sich in Narben **Präkanzerosen**, also Krebsvorstufen entwickeln, die behandelt werden müssen, um einer möglichen bösartigen Entartung zuvorzukommen.

Narben: haarfein und fast unsichtbar oder grob entstellend.

Je nach Entstehungsmechanismus und Abheilungstendenz unterscheidet man verschiedene Narbenarten. Feine **Haarliniennarben** erkennt man nur bei genauem Hinsehen – sie sind also Idealnarben und entstehen, wenn sie in den Hautspannungslinien liegen, der Chirurg eine sorgfältige Schnitt- und Nahttechnik anwendet und das Gewebe des Patienten optimal heilt. Auch glatte Schnittverletzungen ohne weitere Gewebszerstörung können Haarliniennarben hinterlassen.

Fadenstichkanalnarben entstehen, wenn Wundränder unter Spannung zusammengenäht werden oder wenn Fäden zu spät gezogen werden. Zur **Narbendehiszenz** kommt es, wenn Gewebe unter Spannung vernäht wird und die Narbe zu früh einer Zugbelastung ausgesetzt wird: Folge ist eine breite, kosmetisch störende und leicht eingesunkene Narbe.

Atrophische Narben sind eingesunken, sie liegen also unter dem Hautniveau. Ursache ist ein unvollständiger Ersatz zugrunde gegangenen Bindegewebes. Hauterkrankungen wie Akne, Windpocken und – früher von großer Bedeutung – Pocken hinterlassen oft atrophische Narben.

Das Gegenstück zur atrophischen Narbe ist die **hypertrophe Narbe,** die wulstartig über dem Niveau der umgebenden Haut liegt. Hypertrophe Narben entstehen während oder kurz nach der primären Wundheilung (s. S. 22). Sie überschreiten das ursprüngliche Operations- oder Verletzungsgebiet nicht und bilden sich nach einiger Zeit oft spontan zurück, sodass nicht immer eine Narbenkorrektur erforderlich ist.

Keloide entstehen aufgrund einer entsprechenden Veranlagung und können auch durch beste Operationstechnik nicht vermieden werden.

Im Gegensatz zur hypertrophen Narbe entsteht das **Narbenkeloid** bei verzögerter oder nach Abschluss der primären Wundheilung (s. S. 22). Keloide können ungebremst und krebsscherenartig über die ursprüngliche Narbe hinauswuchern, sind wulstig, oft gerötet und schwer zu behandeln. Experten gehen davon aus, dass die hässlichen Wucherungen durch ein Ungleichgewicht zwischen dem Kollagenaufbau und -abbau mitbedingt sind. Keloide bilden sich nicht von allein zurück.

Narbenkeloide entstehen besonders gerne auf der Haut über dem Brustbein, am Rücken, Nacken und in der Ohr- und Bartregion und man weiß, dass Menschen asiatischer Herkunft oder Schwarzhäutige eher zu Keloiden neigen. Sind Keloide in der Vorgeschichte bekannt, sollte man von Operationen, die nicht unbedingt sein müssen, abraten.

Kann man hässlichen Narben vorbeugen?

Jede Operation hinterlässt eine Narbe, aber man kann eine Menge tun, damit sie möglichst unauffällig abheilt.

Der **Chirurg** wird den Schnitt möglichst in die Spannungslinien der Haut oder parallel dazu legen und feines (atraumatisches) Nahtmaterial verwenden. Der **Patient** kann zu einer optimalen Heilung beitragen, indem er die Narbe so pflegt, wie der Arzt es ihm empfohlen hat und indem er die Narbe nicht zu früh belastet. Wichtig ist auch, die Narbe vor Sonneneinstrahlung zu schützen, weil es sonst zu Hyperpigmentierungen kommen kann.

Schönheitsoperationen sind geplante Eingriffe, und man kann die Haut vor der Operation optimal vorbereiten. Auf den Heilungsverlauf wirkt es sich sehr positiv aus, wenn man bereits vor der Operation die Haut mehrmals mit **manueller Lymphdrainage** (s. S. 101 ff.) entstaut und entschlackt. Schon wenige Tage nach der Operation kann man erneut vorsichtig massieren und so die Wundheilung unterstützen.

Unschöne Narben korrigieren

Auch mit modernsten Methoden lassen sich Narben nicht einfach spurlos wegzaubern, aber man kann sie in vielen Fällen deutlich unauffälliger gestalten. Wenn die sanften Methoden (s. S. 86) nicht ausreichen, stehen invasivere Maßnahmen zur Verfügung.

Operative Korrekturen: Großflächige und funktionell störende Narben werden auch heute noch oft operativ korrigiert. Man kann z. B. harte und unelastische Narben, wie sie häufig nach Verbrennungen zurückbleiben, herausschneiden und gesunde Haut aus einem anderen Kör-

perteil auf den Defekt **transplantieren.** Nachteil der Methode ist eine zusätzliche Narbe an der Entnahmestelle.

Die **Expandermethode** (s. S. 57) kommt zum Zug, wenn beispielsweise als Folge einer tiefen, vernarbenden Pilzinfektion kahle Stellen auf der behaarten Kopfhaut zurückbleiben. Diese Methode funktioniert, weil sich gesunde Haut langsam dehnen lässt: Man bringt unter die normale, behaarte Kopfhaut einen Ballon aus Silikon ein, der im Lauf mehrerer Wochen bis Monate mit Kochsalzlösung gefüllt wird. Ist die Haut genug gedehnt, kann man den Ballon entnehmen, das kahle Narbengewebe herausschneiden und mit der gesunden, behaarten Haut den Defekt auf dem Kopf decken. Allerdings erfordert diese Methode viel Geduld, und es ist nicht jedermanns Sache, monatelang mit einem auffälligen Ballon auf dem Kopf herumzulaufen.

Narben, die stören, weil sie verkürzt sind oder im rechten Winkel zu den Hautspannungslinien verlaufen, kann man mit einer **W-** oder **Z-Plastik** verbessern. Dazu setzt der Arzt an der ursprünglichen Narbe zusätzliche Hautschnitte und verschiebt und vernäht die Haut so, dass die Spannung von der Narbe genommen wird.

Auch mit dem **Laser** (s. S. 73 ff.) lassen sich verschiedene Narben unauffälliger gestalten. Akne- und Keloidnarben werden mit dem (gepulsten) CO_2-Laser oder mit dem Erbium:YAG-Laser korrigiert, bei Teleangiektasien, die sich gerne auf Narben bilden, hilft der gepulste Farbstofflaser oder der Argonlaser. Narbenpigmentierungen geht der Arzt mit dem Rubin- oder mit dem Neodym:YAG-Laser an.

Peelings verbessern das Erscheinungsbild flacher Narben, und die **Dermabrasion** kommt bei großflächigen (Akne-)Narben und bei Narben mit scharfen Rändern zum Einsatz.

Oberflächliche, atrophische und eingesunkene Narben kann man korrigieren, indem man **Kollagen** oder **Eigenfett** in oder unter die Haut spritzt und so die Narbe anhebt. Allerdings hält der Effekt nur ein paar Monate an, dann muss erneut gespritzt werden. Injizierbare Fremdmaterialien lehnen wir wegen der Risiken und Komplikationen ab. Wir verwenden ausschließlich biologische Materialien wie Hyaluronsäure, Kollagen und Eigenfett.

Kortisoninjektionen helfen z. B. bei Aknenarben und auch bei Keloiden. Gerade bei den problematischen Keloiden, die zu Rezidiven neigen, müssen oft mehrere Behandlungsmethoden miteinander kombiniert werden, bis man ein zufrieden stellendes Ergebnis erreicht.

Nicht jeder Patient, der an entstellenden Narben leidet, kann sich zu einer invasiven Narbenkorrektur durchringen. Für diese Menschen stellt die **Camouflage** (s. S. 113 f.) eine gute (vorläufige) Möglichkeit dar, ihr Problem zu kaschieren. Voraussetzung für ein gutes Camouflage-Ergebnis ist allerdings, dass die überschminkten Narben nicht zu tief und zu unregelmäßig sind.

Wie kann man Narben korrigieren?

Konservative (sanfte) Methoden
- Wundauflagen (z. B. mit Silikongel oder Kortison)
- Kompressionsverbände
- Narbengele, Allantoin u.a.
- Iontophorese (z. B. mit Tretinoin oder Östriol)
- Peelings
- Mikroabrasion (Hautabschleifung mit Aluminiumkristallen)

Invasive (eingreifende) Methoden
- Operationen (Hauttransplantationen, W- oder Z-Plastik, Lappenplastik, Expandermethode)
- Dermabrasion
- Lasertherapie
- Kortisoninjektionen
- Stark wirksame Peelings
- Implantation von Eigenfett, Gore-Tex etc.
- Kryotherapie

Faltenkorrektur

Jugendlichkeit, Schönheit, Dynamik und Vitalität sind in unserer Gesellschaft so gefragt wie nie zuvor – beruflich und privat. Zwar nehmen mit dem Alter unsere inneren Werte wie Reife und Gelassenheit zu, doch das sieht man uns von außen nun einmal nicht an, wie kürzlich eine bekannte Anti-Aging-Expertin treffend bemerkte.

Es gibt kaum jemanden, der beim Anblick seines zunehmend faltiger werdenden Spiegelbilds gleichgültig bleibt. Während früher vor allem Frauen jung und schön aussehen mussten und Männer eher leistungs- und erfolgsorientiert lebten, melden sich in den letzten Jahren vermehrt auch Männer in ästhetischen Kliniken und Praxen zur Faltenkorrektur an. Auch sie geraten zunehmend unter Druck, gut aussehen zu müssen, vor allem dann, wenn sie in der Öffentlichkeit stehen oder im Beruf mit jüngeren Kollegen Schritt halten müssen.

Gegen Falten helfen Kosmetika nur bedingt.

Falte ist nicht gleich Falte. Mit kosmetischen Mitteln kann man lediglich **Trockenheitsfältchen** (Knitterfalten) wirksam bekämpfen, die durch Austrocknung der Hornschicht entstehen. **Mimische Falten** prägen sich vor allem dort aus, wo die mimische Gesichtsmuskulatur (s. S. 24 f.) besonders dicht unter der Haut liegt: also um Mund und Augen und auf der Stirn. Mit Hilfe der apparativen Kosmetik kann man sie für eine gewisse Zeit abmildern. **Orthostatische Falten** sind die typischen Altersfalten, die entstehen, wenn die Haut an Elastizität verliert. Die Haut dehnt sich und folgt der Schwerkraft nach unten: Augenbrauen rutschen tiefer, die Augenlider hängen, und die Wangen- und Kinnpartie sackt ab.

Was kann man vorbeugend gegen Falten tun?

Ob jemand früher oder später Falten bekommt, lässt sich nur bedingt beeinflussen, denn auch für den Alterungsprozess spielen die **Erbanlagen** eine wichtige Rolle (intrinsisches Altern). Für die Faltenentstehung ist z. B. die Dicke der Haut von Bedeutung. Asiaten, die eine wesentlich dickere Haut haben als Europäer, bekommen später Falten; Frauen, die dünnhäutiger sind als Männer, wirken häufig älter als gleichaltrige Männer. Und besonders rasch altert atrophische Haut.

Dennoch lässt sich mit einer vernünftigen Lebensweise einiges gegen die (extrinsische) Hautalterung tun. Hautfeind Nummer eins ist die Sonne. Häufige **Sonnenbäder** ohne ausreichenden Lichtschutz oder ein Dauer-Abonnement im **Solarium** beschleunigen die Faltenbildung rasant. Die Braunen von heute sind die Dörrpflaumen von morgen, heißt es unter Schönheitsexperten. Also: nur gut geschützt in die Sonne und aufs Solarium besser verzichten. Ein weiterer wichtiger Schönheitskiller sind zu wenig Schlaf und das **Rauchen**, weil es die Hautdurchblutung drosselt, die Faltenbildung fördert und die Haut fahl oder grau aussehen lässt. **Sport** und Bewegung möglichst an der frischen Luft, eine konsequente, dem jeweiligen Hautzustand entsprechende Hautpflege und **gesunde Ernährung** mit viel Obst, Gemüse und Vollkornprodukten, wenig (tierischem) Fett, Zucker und Weißmehlprodukten fördern die Schönheit genauso wie eine ausreichende Versorgung der Haut mit Feuchtigkeit – von innen und von außen. Nicht zuletzt hilft auch eine **positive**

Lebensgestaltung, mürrische Gesichtsfalten zu vermeiden.

Störende Falten korrigieren

Bei wirklich stark ausgeprägten, tiefen Falten oder wenn die gesamten Gesichtskonturen abgesackt sind, bringt nur das **Face-Lifting** (s. S. 50 ff.) durchgreifenden Erfolg. Je nach individuellem Befund wird der Chirurg eher zu einem Mini-Lifting oder zu einem großen Eingriff raten. Stört vor allem eine stark gealterte Stirn, lässt sich das Problem mit einem (endoskopischen) **Stirn-Lifting** (s. S. 54 f.) beheben. Und wenn das müde Aussehen auf Tränensäcke oder hängende Oberlider zurückzuführen ist, kann eine Korrektur des **Oberlids** (s. S. 37 f.) oder des **Unterlids** (s. S. 38 f.) Abhilfe schaffen.

Faltenkorrektur – auch ohne Messer.

Doch längst nicht alle Falten müssen mit dem Skalpell – das ja immer Narben hinterlässt – bekämpft werden. Mit dem **Laser** (s. S. 73 ff.) kann man Fältchen in einzelnen Gesichtspartien bekämpfen oder auch im gesamten Gesicht ein Skin-Resurfacing durchführen. Eine zusätzliche Laserbehandlung kann auch die Ergebnisse eines Face-Liftings deutlich verbessern.

Verschiedene **Peeling**-Verfahren (s. S. 81 ff.) glätten Falten im gesamten Gesicht, und auch die **Dermabrasion** (s. S. 76 f.) hat ihren Platz in der Faltenbehandlung. Die Hautabschleifung wird z. B. gerne herangezogen, wenn unschöne Oberlippen-Fältchen beseitigt werden sollen.

Falten einfach wegspritzen?

Man kann Falten auch zum Verschwinden bringen, indem man sie mit Eigen- oder Fremdmaterial unterpolstert. Diese Methode kommt für Patienten infrage, die sich nur durch einzelne, tiefe Falten in ihrem Gesicht gestört fühlen. Sehr häufig wird z. B. eine ausgeprägte Nasolabialfalte durch Unterspritzen behandelt.

Falten können mit verschiedenen Materialien aufgefüllt werden. Sehr beliebt ist das aus Rinderhaut gewonnene **Kollagen**. Dabei sollte man nur Präparate verwenden, die aus USA kommen und von der amerikanischen Gesundheitsbehörde (FDA) geprüft und BSE-frei sind. Da es sich um ein Fremdeiweiß handelt, muss man vor der Faltenkorrektur unbedingt testen, ob der Patient die Substanz auch verträgt. Dazu spritzt man eine kleine Dosis Kollagen in den Unterarm des Kandidaten und wartet ab, ob er in den nächsten 4 Wochen allergische Erscheinungen an dieser Stelle entwickelt. Wenn nicht, kann man das Kollagen unter die Falten spritzen und den Patienten dabei mitbestimmen lassen, wie stark korrigiert werden soll. Nach einigen Wochen sollte man die Prozedur wiederholen. Anders als nach einer Laser-Behandlung oder nach einer Dermabrasion ist der Patient nach einer Kollageninjektion sofort gesellschaftsfähig. Allerdings hält der positive Effekt des Kollagens nur etwa 6 bis maximal 24 Monate an. Dann ist das Kollagen vom Körper abgebaut und neue Injektionen werden fällig. Patienten mit einer Eiweißallergie, die Kollagen nicht vertragen, können mit Hyaluronsäure behandelt werden; der Effekt hält ähnlich lange an.

Fäden aus **Gore-Tex** dienen in erster Linie zur Lippenvergrößerung, man kann mit ihrer Hilfe aber auch Falten unterpolstern. Um den Gore-Tex-Faden unter die Falte zu fädeln, ist eine lokale Betäubung notwendig. Die meisten Patienten vertragen Gore-Tex gut, einige klagen jedoch über ein Fremdkörpergefühl.

Eigenfett als Mittel zur Faltenkorrektur kommt z. B. bei Patienten infrage, die Kollagen nicht vertragen. Körpereigenes Fett wird aus dem Gesäß oder Bauch entnommen, gereinigt und unter die störenden Falten gespritzt. Nachteil der Methode: Der Körper baut Eigenfett ziemlich rasch ab, sodass Wiederholungsbehandlungen notwendig werden.

Polymethylmethacrylat-Kügelchen verwenden wir **nicht**, weil es um die injizierten Partikel herum zu Verhärtungen kommen kann und weil Spätkomplikationen nicht auszuschließen sind.

Botulinustoxin – das Anti-Falten-Gift.

Botulinustoxin ist ein Gift, das von dem Bacterium Clostridium botulinum gebildet wird. Weil das Gift zur Lähmung von Muskeln führt, wird es in der Medizin seit Jahrzehnten zur Behandlung des Schielens eingesetzt: Man spritzt Botulinustoxin in die Augenmuskeln, die für das Schielen verantwortlich sind und kann so die Augenfehlstellung bekämpfen.

Seit einigen Jahren verwendet man Botulinustoxin zunehmend in der ästhetischen Medizin, um Kämpferfalten auf der Stirn und unschöne Krähenfüße am Augenaußenwinkel zu beseitigen. Falten über der Nasenwurzel (Glabellafalten) geben dem Gesicht ein kämpferisches oder auch grimmiges Aussehen und wirken auf die Umwelt nicht gerade anziehend. Um diese ungünstigen Falten zu glätten, wird Botulinustoxin oberhalb der Augenbraue bis zur Nasenwurzel an verschiedenen Punkten injiziert, um die für die Kämpferfalten verantwortlichen mimischen Muskeln zu lähmen. Nach einer gelungenen Behandlung ist es dem Patienten nicht mehr möglich, die Stirn zu runzeln, und der Gesichtsausdruck wird insgesamt freundlicher. Auch Krähenfüße, die sich beim Lachen deutlich verstärken, lassen sich mit Botulinustoxin glätten, und manche Ärzte spritzen das Schönheits-Gift auch in den Hals, wenn einzelne Stänge des Platysma (Hautmuskel am Hals) unschön sichtbar werden. Allerdings hält die Wirkung des Botulinustoxins nur etwa 4 bis 6 Monate an, dann muss die Injektion wiederholt werden.

Im Allgemeinen wird das Toxin gut vertragen. Bei falscher Injektionstechnik kann es zu vorübergehendem Hängen der Augenbraue und des Oberlids oder zu Doppelbildern kommen.

Testfragen

63. Nennen Sie 3 Peeling-Methoden, die der Kosmetikerin zur Verfügung stehen, sowie 3 Peeling-Substanzen, die in der Medizin eingesetzt werden.
64. Von welchen Faktoren hängt der Erfolg einer Peeling-Behandlung ab?
65. Welche Fruchtsäure wird am häufigsten für Peelings herangezogen? Mit welchen Konzentrationen arbeitet die Kosmetikerin bzw. der Arzt?
66. Was ist der Unterschied zwischen einer hypertrophen Narbe und einem Keloid?
67. Was kann man vorbeugend tun, um einer unschönen Narbenbildung vorzubeugen?
68. Wie kann man auffällige Narben korrigieren?
69. Eine Patientin stellt sich zur Korrektur vieler kleiner Fältchen im gesamten Gesicht vor. Welche Verfahren kommen für sie am ehesten infrage?
70. Einzelne tiefe Falten kann man unterfüttern. Welche Materialien stehen zur Verfügung? Nennen Sie mindestens 3 Beispiele.
71. Erklären Sie das Wirkprinzip von Botulinustoxin.

Auflösung der Testfragen ab S. 134

Schönheit von innen und außen

Biologisches Anti-Aging aa 30 nach Professor Mang

Produktinformationen

Seit vielen Jahren beschäftigt sich Prof. Mang mit seinem Team in der Bodenseeklinik mit kosmetischen Spezialprodukten und Nahrungsergänzungsmitteln. Lange Jahre wurden Mittel getestet für die äußere Anwendung und auch Vitamin- und Enzymsubstitutionen für die innere Anwendung. Mit dem Kräuterhaus Sanct Bernhard in Bad Ditzenbach hat nun Prof. Mang einen Partner gefunden, der seit Jahren aus pflanzlichen Stoffen hochkonzentrierte und wirksame Nahrungsergänzungsmittel herstellt. Durch lange klinische Tests und wissenschaftliche Erfahrung ist es gelungen, ein Präparat zusammenzustellen, das zu einer deutlichen Verbesserung der Hautstruktur sowie der Beschaffenheit von Haaren und Nägeln führt. Aussagen von Patienten belegen, dass sie sich deutlich wohler fühlen und angesprochen werden, wie frisch, vital und erholt sie aussehen. Was Standard in den USA ist, muss auch in Deutschland eingeführt werden.

Über 10 Jahre hat Prof. Mang mit seinem Facharzteam aus Dermatologen, Naturheilärzten, plastischen Chirurgen, Fachkosmetikerinnen, Gynäkologen, Hormon- und Vitaminspezialisten getestet und geprüft. Schwerpunkt der Untersuchung waren einmal die Wirkstoffbestimmung einer Spezialkosmetik von außen (ULTRA FACE-Kosmetik) und die orale Zufuhr von Vitaminen und Enzymen. Dabei wurden Patienten über Jahre getestet, welche Inhaltsstoffe in welcher Konzentration für die Anwendung von außen und innen am besten sind. Das Ergebnis der Salbenanwendung resultiert in der medizinischen Kosmetik ULTRA FACE, die insbesondere geeignet ist zur Prophylaxe gegen den Alterungsprozess und auch zur Nachbehandlung nach Schönheitsoperationen.

Schönheit von außen

ULTRA FACE Pflegeserie

Medizinische Intensivkosmetik – neue Dimension in der Anti-Aging-Pflege, entwickelt von Prof. Dr. Mang zur Nachbehandlung nach Schönheitsoperationen und zur Prophylaxe gegen die Hautalterung.

Die ersten Anzeichen der Gewebeerschlaffung: Die Gesichtskontur ist nicht mehr ganz so gefestigt, die Züge wirken ein wenig schlaff, die Haut ist nicht mehr ganz so glatt und straff. Dies sind die ersten Anzeichen der beginnenden Gewebeerschlaffung.

Die Auslöser: Der Lauf der Zeit, Sorgen im Beruf, Umweltgifte wie Luftverschmutzung, Nitrate in Nahrungsmitteln, Zigarettenrauch, verstärkte Belastung durch UV-Strahlung und durch freie Radikale reduzieren und zerstören kontinuierlich das hauteigene Elastin und Kollagen: Elastin, das »Gummi der Haut« verleiht ihr Geschmeidigkeit und Elastizität. Kollagen ist intensiv feuchtigkeitsbindend und garantiert so die Festigkeit und Spannkraft des Gewebes. Reduzieren sich durch den Lauf der Zeit und durch Umwelteinflüsse das hauteigene Elastin und Kollagen, so verändern sich nach und nach Aussehen und Beschaffenheit der Haut. Falten bilden sich und das Gewebe erschlafft.

Die neue Dimension im Kampf gegen die Hautalterung: Das Swiss-Research-Center der MED-Cosmetic AG mit Sitz in Appenzell/Schweiz hat mit der Entwicklung der medizinischen Intensivkosmetikserie ULTRA FACE einen entscheidenden Fortschritt in der Anti-Aging-Komplettpflege erzielt: Es ist jetzt möglich, wirkungsvoll für die Zukunft Ihrer Haut zu sorgen, die natürliche Abwehrfunktion Ihrer Haut gegen Umweltbelastungen länger zu erhalten, die Widerstandskraft der Haut zu fördern und die Produktion der Elastin- und Kollagenfasern zu stimulieren. Klinische Tests nach achtwöchiger regelmäßiger Anwendung von Tagescreme und Nachtcreme haben gezeigt:

- 19% mehr Festigkeit und Spannkraft
- 30% mehr Feuchtigkeit
- sichtbar weniger Linien und Falten

Dies beweist die remodellierende Wirkung einer regelmäßigen Pflege mit ULTRA FACE. Ihr Teint wird gleichmäßiger und das Hautrelief spürbar feiner. Gesicht und Hals werden straffer, die Spannkraft Ihrer Haut verbessert sich und Ihr Gesicht strahlt von neuer Energie und Frische.

Das Swiss-Research-Center der MED-Cosmetic AG bietet Ihnen so mit der neuen ULTRA FACE Anti-Aging-Komplettpflege eine Pflegeserie mit sowohl vorbeugender als auch reparierender Wirkung für Gesicht und Körper. Mit der Pflegeserie wurde ein weltweit absolut neuartiges Kosmetikum für die tägliche Hautpflege entwickelt. Die medizinische Intensivkosmetik sorgt für ein junges Aussehen Ihrer Haut.

Anwendungsbeispiele: Die entsprechenden Produkte sind morgens bzw. abends nach gründlicher Reinigung der Haut auf Gesicht, Hals und Körper gleichmäßig aufzutragen. Die Wirksysteme der Produkte sind wissenschaftlich und medizinisch-dermatologisch geprüft. Sie sind gut verträglich. Reizungen der Haut konnten selbst bei längerer Anwendung nicht beobachtet werden.

ULTRA FACE Tagescreme

Während des Tages benötigt Ihre Haut Schutz vor umwelt- und klimabedingten Belastungen, vor verunreinigenden Einflüssen der Luftverschmutzung, vor überhöhter UV-Strahlung und vor übermäßiger Austrocknung durch z. B. trockene Heizungsluft. Die Tagescreme schützt durch ihr einzigartiges Sicherheitsfiltersystem mit dem hohen Lichtschutzfaktor 10 vor der schädigenden UV-Strahlung und der dadurch bedingten vorzeitigen Alterung. Gleichzeitig blockt sie durch ihren hohen Bestandteil an Vitamin E die freien Radikale und bekämpft diese aktiv. Die Tagescreme reguliert die Produktion der Elastin- und Kollagenfasern, erhöht die Spannkraft des kollagenen Netzwerkes und optimiert so gleichzeitig den Feuchtigkeitshaushalt Ihrer Haut. Durch den Einsatz spezieller natürlicher Fruchtsäuren beschleunigt die Tagescreme die Foliation Ihrer Haut, d. h. die sanfte Entfernung abgestorbener Hautschüppchen. Sie verbessert messbar die Geschmeidigkeit und Weichheit Ihrer Haut. So schützt die Tagescreme Ihre Haut während des ganzen Tages vor negativen Umwelteinflüssen. Sie ist eine weiche lipoenergetische Hautcreme von höchster Reinheit, sie verschmilzt mit Ihrer Haut und macht sie glatt und geschmeidig.

ULTRA FACE Nachtcreme

Liposomen schleusen nachts die Wirkstoffe verstärkt ein. Die Nacht ist die Zeit der Ruhe und Erholung, die Zeit, in der sich die Haut regeneriert. Die Zellaktivität ist etwa siebenmal höher als während des Tages. Allerdings lässt die Fähigkeit der Zellerneuerung mit zunehmendem Alter nach. Unterstützen Sie daher den Prozess der Hautregeneration speziell während der Nacht mit der reichhaltigen Nachtcreme. Die Nachtcreme enthält Kollagen in hoch konzentrierter Form. Dieses Kollagen dringt tiefer in die Epidermis ein, setzt dort seine Energiesubstanzen frei und unterstützt so optimal die Repair-Mechanismen Ihrer Haut. Durch Zusatz von Vitamin A und Vitamin E wird überdies die Ephitelisierung und die Bindegewebsentwicklung gefördert. Die Haut wird über Nacht gefestigt und gestrafft – am Morgen fühlt sie sich vital, frisch und jugendlich an, erholt und fit für den neuen Tag.

ULTRA FACE Body-Gel

Dieses neuentwickelte Body-Gel ist wirksam gegen Cellulite. Einmalige Zusammensetzung der biologischen Substanzen (Efeu, Algen, Hamamelis, Lindenblüte und Jojoba) garantieren eine adstringierende und Haut regenerierende Wirkung, ebenfalls wird die Durchblutung gefördert und das Gewebe gestrafft. Die weiteren Bestandteile wie Liposomen, Vitamin A und E geben der Haut eine stärkere Wirkung sowie ein samtig-weiches Gefühl. Täglich in die Problemzonen einmassieren und regelmäßig anwenden. Bei sehr trockener Haut kann die Body-Lotion zur Nachfettung zusätzlich verwendet werden.

ULTRA FACE Body-Lotion

ULTRA FACE Body-Lotion ist abgestimmt auf die vielfältigen Bedürfnisse der Haut. Body-Lotion ist reich an hochwertigem Kollagen, vitaminreichen Ölen und wichtigen Hautfeuchtigkeitsfaktoren. In Kombination mit dem Body-Gel wirkt sie vorbeugend gegen Cellulite. Neben der intensiven Wirksamkeit aktiviert die Emulsion die natürlichen Hautfunktionen und unterstützt den Abbau der unschönen Fettablagerungen. Außerdem wird die Haut geschmeidig und steigert die Resistenz gegen schädliche Umwelteinflüsse. Nach jedem Dusch- und Pflegebad gleichmäßig auftragen und einmassieren.

ULTRA FACE Augenfluid

Gerade die Augenregion unterliegt einem Alterungsprozess, da hier besonders im Unterlidbereich frühzeitig elastische- und Kollagenfasern degenerieren. Um so wichtiger ist es, speziell hoch konzentriertes pflanzliches »Kollagen« zuzuführen. Das Augenfluid ist das Ergebnis langjähriger dermatologischer Forschung und Entwicklung. Das Präparat mit konzentrierter »Kollagen«-Wirkkraft. Das Besondere: Algenextrakt, Liposomen, Panthenol und der Vitaminkomplex A, E, F und H unterstützen die Schutzwirkung des »Kollagens«. Speziell Liposomen ermöglichen eine gezielte Tiefenwirkung. Feuchtigkeitsverluste der Haut werden ausgeglichen, vitalisiert und die Zellerneuerung stimuliert. Das Augenfluid schützt, glättet Fältchen, wirkt neuer Faltenbildung aktiv entgegen. Am besten wirkt es als Regenerationsmittel über Nacht. Nach gründlicher Reinigung im Augenbereich vorsichtig einmassieren.

ULTRA FACE Pflegeserie in **Apotheken**
ULTRA FACE BIO-Pflegeserie beinhaltet ausschließlich pflanzliches »Kollagen«

Vertrieb:
in allen Apotheken oder
IMA GmbH, 88131 Lindau
Telefon: 0 83 82/2 55 52
Fax: 0 83 82/2 55 58

Schönheit von innen

Nahrungsergänzung Anti-Aging aa 30

Da die Ernährung in den meisten Fällen unzureichend ist, ist es in den USA schon seit vielen Jahren üblich, dass Nahrugnsergänzungsmittel in Form von Tabletten eingenommen werden.
An sich ist alles ganz einfach und logisch: Der Körper verbraucht Energie und »verbrennt« viele Stoffe. Davon bleiben Abfallprodukte übrig, so genannte Radikale, die für den Körper schädlich sind, falls sie nicht beseitigt werden. Vitamine und Enzyme können diese Abfallprodukte beseitigen, wenn sie mit der Nahrung in der richtigen Dosierung zugeführt werden. Aufgrund unserer Ernährung ist jedoch die richtige Dosierung in den meisten Fällen nicht gewährleistet, sodass die tägliche Zufuhr von Anti-Aging aa 30 die ideale Prophylaxe für ein gesünderes und längeres Leben ist.
Die Bodenseeklinik Prof. Mang befasst sich ebenfalls schon lange mit diesem Problem. Genauso wie Dr. Müller-Wohlfahrt nachgewiesen hat, dass durch Stress freie Radikale freigesetzt werden und es sinnvoll ist, mit der Zuführung von Enzymen, Zink und Vitaminen diese zu bekämpfen, ist es möglich, das Wohlbefinden der Haut durch gezielte Zufuhr von pflanzlichen Nahrungsergänzungsmitteln zu verbessern.

Die Dosierung wird so gewählt, dass neben einem positiven Effekt auf die Haut, Haare und Nägel auch die so genannten freien Radikalen mitbekämpft werden, so dass dieses Präparat (Anti-Aging aa 30) die ideale, tägliche Nahrungsergänzung für jedermann ist.

Carotin-Kapseln enthalten Pro-Vitamin A (Betacarotin) und das wichtige Vitamin E. Eine positive Begleiterscheinung von Carotin ist der Karotteneffekt, bei dem die Haut eine sonnenbraunähnliche, gesunde Farbe erhält. Betacarotin ist außerdem kombiniert mit dem Vitamin-B-Komplex, vor allem den Viaminen Biotin und Calcium-D-Pantothenat, die eine wichtige Rolle im Zellstoffwechsel spielen. Carotin-Kapseln sind eine wertvolle Nahrungsergänzung für den Aufbau und die gesunde Struktur von Haut, Haaren und Nägeln.

Calcium und Magnesium sind Mineralstoffe, welche für viele Stoffwechselvorgänge und Funktionen im menschlichen Organismus lebensnotwendig sind.

Coenzym-Q 10 ist eine der wichtigsten Entdeckungen der Ernährungswissenschaft in den letzten 30 Jahren. In allen lebenden Organismen, ob Pflanze, Tier oder Mensch sind Enzyme wichtige Biokatalysatoren, die den Ablauf von Reaktionen und Lebensprozessen in sämtlichen Zellen erst ermöglichen.

Die antioxidativen Vitamine C, E sowie Betacarotin und das lebensnotwendige Spurenelement Selen unterstützen unsere Körperzellen. Der tägliche Bedarf wird durch die übliche Ernährung nicht immer geeckt. Deshalb ist es sinnvoll, diese so genannten Radikalfänger dem Körper regelmäßig in ausreichender Menge zuzuführen.

Wichtig ist also die Prophylaxe gegen den Alterungsprozess. Ein langes und gesundes Leben in Schönheit ist das höchste Gut.

In den Gesund und Schönkapseln nach Prof. Mang sind alle wichtigen Vitamine und Enzyme enthalten. 2 Kapseln morgens und 2 Kapseln abends sind die ideale Nahrungsergänzung auf biologische Art. Die Kapseln bestehen ausschließlich aus pflanzlichen Produkten ohne jeglichen tierischen und chemischen Inhalt. Dies ist in unserer Zeit für die Gesundheit von unschätzbarem Wert, denn man nimmt sogar mit frischem Gemüse und Obst viele Schadstoffe auf.

Weitere Informationen und Vertrieb:
Kräuterhaus Sanct Bernhard, S. 150
73342 Bad Ditzenbach
Info und Bestelltelefon: 0 73 34/96 54 25.

Die Vor- und Nachbehandlung – Domäne der Kosmetikerin

Eine optimale kosmetische Vor- und Nachbehandlung kann zum Erfolg einer Schönheitsoperation wesentlich beitragen und den Heilungsprozess positiv unterstützen. Es ist eine bekannte Tatsache, dass die für die Operation notwendigen Schnitte viel besser heilen, wenn sie in entstautem, gut durchblutetem Gewebe gesetzt wurden. Viele Schönheitschirurgen empfehlen deshalb ihren Patienten z. B. vor einem geplanten Face-Lifting sich mehrmals mit **manueller Lymphdrainage** behandeln zu lassen. Auch eine Vorbereitung der Haut mit bestimmten **Peelings** kann günstig sein.

■ *Ihre Kundin – bestens auf den Eingriff vorbereitet*

Wer regelmäßig meditiert oder eine Entspannungsmethode beherrscht, kann der geplanten Operation mit Ruhe und Gelassenheit entgegensehen.
Für den Erfolg des Eingriffs ist ein gut funktionierendes Immunsystem wichtig. In begrenztem Maß kann man das Immunsystem trainieren. Viel wichtiger ist es aber, belastende Stoffe zu vermeiden. Also: Schon einige Wochen vor der Operation auf Genussmittel, übermäßige Sonnenbestrahlung und belastende Nahrungsmittel verzichten und nur Medikamente einnehmen, die unbedingt sein müssen. Für ausreichenden Schlaf und Bewegung an frischer Luft sorgen! Die Ernährung sollte qualitativ hochwertig, vollwertig und ausgewogen sein und einen hohen Anteil an frischem Obst und Gemüse enthalten. Dies gilt vor und nach der Operation! Wenn es nicht gelingt, die Ernährung entsprechend umzustellen, können ernährungsphysiologisch wertvolle Nahrungsergänzungsmittel sinnvoll sein. ■

Noch viel wichtiger als die Vorbehandlung ist die konsequente und professionelle Nachbehandlung nach einem ästhetischen Eingriff. Der Patient hat sich zu einer Schönheitsoperation entschlossen, weil er sich dadurch eine rasche Besserung seines Aussehens erhofft. In den ersten Tagen nach der Operation sieht der Patient aber zunächst schlimmer aus als zuvor: Das Gesicht ist verschwollen, vielleicht liegen Blutergüsse und Rötungen vor, die sich erst noch zurückbilden müssen, die Haut muss sich regenerieren . . .
Unsere Erfahrungen zeigen, dass die postoperative Behandlung unerlässlich ist, um die

Heilung, die Regeneration und nicht zuletzt die Psyche des Patienten zu unterstützen. Wir beobachten immer wieder, dass sich diejenigen Patienten, die sich postoperativ kosmetisch behandeln lassen, viel rascher von dem Eingriff erholen und die unerwünschten Spuren, die eine Operation nun einmal hinterlässt, schneller verschwinden.

Am besten kann der Regenerationsprozess beobachtet und beeinflusst werden, wenn die Behandlungen täglich stattfinden.

Der Patient wird es als äußerst wohltuend empfinden, in der Kosmetikerin eine kompetente Ansprechpartnerin zu finden, die ihn postoperativ behandelt, berät und bei Bedarf auch mal psychisch auffängt.
An unserer Klinik hat sich die Zusammenarbeit zwischen Chirurgen und Kosmetikerinnen bestens bewährt. Wir meinen, dass gerade Kosmetikerinnen gut geeignet sind, die Vor- und Nachbehandlung bei Schönheitsoperationen durchzuführen, weil sie darauf spezialisiert sind, behutsam im Gesichts- und Dekolletébereich, aber auch am Körper zu behandeln und weil sie Fachfrauen für alle Aspekte des guten Aussehens sind. So möchten viele Kunden z. B. nicht nur lästige Fältchen loswerden, sondern nehmen auch gerne eine Rundumberatung an (Make-up, Frisur, Brille, Stil).
Die Tätigkeit der Kosmetikerin im prä- und postoperativen Bereich ist eine sehr interessante und abwechslungsreiche, aber auch verantwortungsvolle Tätigkeit. Die fachgerechte Nachsorge setzt eine genaue Kenntis des operativen Eingriffs voraus. Wir halten es für wichtig, dass die Kosmetikerin den Arzt bei der **Visite** begleitet und dabei vom Operateur erfährt, welche Art der Nachbehandlung für welchen Patienten erlaubt und notwendig ist. Wir arbeiten also bereits in der Klinik mit dem Patienten den Nachbehandlungsplan aus.
Optimal ist es natürlich, wenn der Patient schon vor der Operation in Ihr Institut kommt. So können Sie ihn entsprechend vorbereiten und schon vor dem Eingriff die Nachbehandlung und die Termine besprechen.

Rechtliche Grundlagen der Zusammenarbeit

Wenn ästhetischer Chirurg und Kosmetikerin als Team kooperieren, stellt sich die Frage, wer wann und wofür haftet. Hier gilt ganz eindeutig: Jeder haftet für das, was er tut! Darum ist es sehr wichtig, im Vorfeld einer Nachsorge durch die Kosmetikerin die Kompetenzen und die Aufgabenbereiche unter rechtlicher Würdigung exakt abzustecken.

Unproblematisch ist die **Vorsorge**. Hier arbeitet die **Kosmetikerin** in ihrem angestammten Bereich, der gesunden Haut und dem gesunden Gewebe. Ihre Qualifikation und ihre Berufserfahrung befähigen sie zu einer optimalen physischen und psychischen Vorbereitung der Kundin auf den Eingriff.

Für den Verlauf, die möglichen Folgen und das **Ergebnis der Operation** ist der **Chirurg** zuständig und haftbar. Nach erfolgtem Eingriff und einer angemessenen Heilungsphase überweist der Chirurg seine Patientin oder seinen Patienten an die qualifizierte Kosmetikerin zur Nachsorge. Von diesem Zeitpunkt an wird die Patientin zur Kundin, da die Kosmetikerin nicht therapeutisch tätig werden darf. Aus diesem Grund ist eine umfassende Information der Kosmetikerin durch den Chirurgen über den Operationsverlauf, den Heilungsprozess, mögliche Kontraindikationen und den Zustand der Patientin bei der Übernahme zur Nachsorge unabdingbar.

Lassen Sie sich vom Arzt genau über den Zustand der Patientin und die erlaubten kosmetischen Nachsorgemaßnahmen informieren!

Im Idealfall befindet sich die Kosmetikerin in örtlicher Nähe zur chirurgischen Klinik oder Praxis und kann die Patientin direkt aus der Hand des Chirurgen übernehmen. Es ist unbedingt darauf zu achten, dass der Heilungsprozess (gute Wundheilung, keine Entzündungen etc.) so weit fortgeschritten ist, dass durch die korrekt durchgeführte Nachsorgemaßnahme keine Verschlechterung eintreten kann.

Hat eine Kundin der Kosmetikerin in einer örtlich entfernten Klinik oder Praxis die Operation vornehmen lassen, so muss die Kosmetikerin auf einem ausführlichen Gespräch (auch telefonisch) mit dem Chirurgen und auf einem schriftlichen Überweisungsbefund bestehen.

Im schlimmsten Fall, nämlich wenn sie die Patientin des Chirurgen in einem schlechten Zustand (schlechte Wundheilung o. Ä.) überwiesen bekommt, sollte die Kosmetikerin die **Nachsorge** zu diesem Zeitpunkt **ablehnen**.

Benachrichtigen Sie Ihre Berufshaftpflichtversicherung!

In jedem Fall muss die Kosmetikerin, die die Qualifikationsmaßnahme in plastisch-ästhetischer Vor- und Nachsorge erfolgreich absolviert hat und diese Tätigkeit in das Angebot ihres Kosmetikinstituts aufnimmt, ihre Berufshaftpflichtversicherung unter Vorlage des Zertifikats darüber informieren. Lassen Sie sich unbedingt **schriftlich bestätigen**, dass der Versicherungsschutz Ihrer Berufshaftpflicht sich auch auf diesen Bereich erstreckt.

Psychologisches Fingerspitzengefühl

Bei Patienten, die sich einem ästhetischen Eingriff unterziehen, sind einige Besonderheiten zu beachten. Im Gegensatz zu Patienten, die aus medizinischen Gründen operiert werden müssen, sind Patienten in der Schönheitschirurgie ja nicht krank. Deshalb muss als erster Grundsatz gelten, dass ihnen der geplante Eingriff **nicht schaden** darf (s. S. 20). Schwer wiegende seelische Probleme lassen sich mit dem Skalpell nicht lösen, die Beseitigung eines körperlichen Makels wird in vielen Fällen aber die positive Ausstrahlung des Betroffenen erhöhen. In den Vorgesprächen muss sich der Arzt ein genaues Bild über die Beweggründe des Patienten machen. Sind seine Erwartungen unrealistisch und gelingt es nicht, sie auf ein vernünftiges Maß zu reduzieren, sollte man von einer Schönheitsoperation besser abraten.

Wer sich zu einer Schönheitsoperation entschließt, hat oft schon jahrelang unter seinem Aussehen gelitten und manchmal regelrechte **Komplexe** entwickelt. Kein Wunder, dass solche Patienten manchmal besonders empfindlich oder verschlossen sind – hier sind Geduld und psychologisches Geschick gefragt. Es sei auch nicht verschwiegen, dass man es gerade in der Schönheitschirurgie manchmal mit verwöhnten bis schwierigen Patienten zu tun hat. Oft dauert der Entscheidungsprozess bis hin zur Operation sehr lang und trotz bester Beratung und Aufklärung können vor der Operation doch noch Ängste und Unsicherheiten bestehen.

Ganz besonders sind Ihre psychologischen Fähigkeiten aber in der **Nachsorge** gefragt.

Viele Patienten sind zunächst einmal enttäuscht, dass sie nach der Operation nicht wie ein Fotomodell, sondern immer noch wie sie selbst aussehen – oder gar noch schlimmer!

Schwellungen, Nähte und Hämatome können den Patienten für eine gewisse Zeit entstellen, und er benötigt dringend Zuspruch und eine gute psychologische Führung. Diesen Bedürfnissen können Sie als Kosmetikerin eher nachkommen als der Operateur, weil sie den Patienten täglich behandeln und mehr Zeit für ihn aufbringen können als der Arzt. Fast jeder Patient gerät nach einer Schönheitsoperation für eine gewisse Zeit in ein seelisches Tief. Vermitteln Sie ihm, dass **Geduld** notwendig ist, weil in vielen Fällen erst nach 6 bis 12 Monaten das optimale Operationsergebnis erreicht wird. Eine **positive Einstellung** des Patienten zum Eingriff und **Verständnis** für die Regeneration und den gesamten Heilungsverlauf tragen zu einem schnellen und optimalen Ergebnis bei.

Nach einer Schönheitsoperation – egal, welcher Eingriff vorgenommen wurde – sind die meisten Patienten eher unsicher und zurückhaltend, wenn sie zur kosmetischen Nachbehandlung kommen. Hier ist es wichtig, dass Sie sich dem Patienten offen, freundlich und absolut selbstverständlich nähern. Denn eine Schönheitsoperation mag für Sie etwas Selbstverständliches sein, für den Patienten ist es eine Ausnahmesituation. Er soll sich bei Ihnen sofort wohl fühlen und entspannen können. Auf der Straße wird er schon genug angestarrt.

Gefragt: die kompetente Beratung

Nach dem Eingriff wird der Patient Ihnen eine Menge Fragen stellen: Wie soll er sich verhalten, welche Aktivitäten sind erlaubt, wie kann er den Heilungsprozess unterstützen?

Genauere Angaben hierzu finden Sie bei der Besprechung der verschiedenen Operationen ab S. 121 ff.. Hier nur einige **Grundregeln**.

Motivieren Sie den Patienten zur aktiven Mitarbeit. Er sollte:

- Die Anordnungen des Arztes befolgen.
- Auf eine entschlackende, vitaminreiche und enzymhaltige Ernährung achten.
- Auf Nikotin und Alkohol verzichten (am besten schon 2 Monate vor der Operation damit beginnen und ebenso lange nach dem Eingriff abstinent bleiben!).
- Sich keiner Sonnenbestrahlung aussetzen.
- Für Bewegung, aber auch für Ruhephasen sorgen.
- Extreme Belastungen meiden.

Nach allen Gesichtsoperationen (Lifting, Lidoperationen, Nasenkorrektur etc.) sollte der Patient **mit erhöhtem Oberkörper** und nur auf dem **Rücken** schlafen.

Haarewaschen darf der Patient in der Regel 4 Tage nach der Operation, aber nur mit lauwarmem Wasser. Wichtig ist es, ein mildes Shampoo zu verwenden und nicht an den Narben zu ziehen oder zu zerren. Auch nicht stundenlang unter der Dusche stehen und die Narben einweichen!

Nach jeder Gesichtsoperation ist es am besten, die Haare kurz nach hinten auszuwaschen.

Nach einer Nasenoperation dürfen die Haare nur nach hinten ausgewaschen werden – auf keinen Fall nach vorne über das Gesicht, weil sich sonst der Nasengips auflöst!

Nach einem Lifting, nach Augen- und Nasenoperationen die **Haare** immer nur lauwarm **föhnen** und mit der Haarbürste nicht zu starken Zug ausüben.

Aufs **Haarefärben, Dauerwellen** oder sonstige chemische Behandlungen der Haare sollte man mindestens 4 Wochen nach einem Face-Lifting verzichten. Das Gleiche gilt für das Augenbrauen- und Wimpernfärben nach Lidkorrekturen.

In aller Regel ist der Patient 4 Wochen nach einer Schönheitsoperation wieder **gesellschafts-** und **berufsfähig.** Je nach Art und Umfang des Eingriffs kann es auch wesentlich schneller gehen. Natürlich hängt der komplette Heilungs- und Regenerationsverlauf auch vom Alter des Patienten, von seiner Gewebebeschaffenheit und von seinem Lebensstil ab.

Wichtig ist, dass der Patient – egal nach welcher Operation – mit sich und seiner Haut sehr vorsichtig und sensibel umgeht.

Manche Patienten sehen schon nach 2 Wochen so blendend aus, als kämen sie gerade aus dem Urlaub!

Fliegen ist in der Regel 8 bis 14 Tage nach der Operation wieder erlaubt. **Sauna** ist meist 6 Monate nach dem Eingriff wieder möglich. Die möglichen **sportlichen Aktivitäten** hängen von der Art des Eingriffs ab. Leichte Sportarten wie Schwimmen, Golf, Rad fahren, Joggen sind im Allgemeinen nach 4 Wochen erlaubt. Weitere Angaben hierzu ab S. 121.

Nach Operationen sollte man 3 Monate lang **direkte Sonneneinstrahlung meiden**, weil sonst Pigmentationsstörungen zu befürchten sind. Laserbehandelte Haut sollte ab dem 10. Tag nach dem Eingriff mit einem **Sunblocker** geschützt werden.

Testfragen

72. Warum ist eine kosmetische Nachsorge nach Schönheitsoperationen günstig?

73. Legt die Kosmetikerin den Nachbehandlungsplan selbstständig fest?

74. Welche Besonderheiten kennzeichnen den Patienten in der Schönheitschirurgie?

75. Sind Alkohol und Nikotin vor und nach ästhetischen Eingriffen erlaubt?

76. Wann darf der Patient nach der Operation seine Haare wieder waschen? Was ist dabei zu beachten?

77. Wann ist der Patient nach einer Schönheitsoperation wieder gesellschaftsfähig?

Auflösung der Testfragen ab S. 134

Kosmetische Techniken

Narbenpflege

Die medizinische Versorgung des Operationsgebiets (eventuelle Drainagen entfernen, Fäden ziehen, Verbandswechsel etc.) ist natürlich Aufgabe der Ärzte bzw. des medizinischen Pflegepersonals.

Vor jeder kosmetischen Behandlung sollten Sie jedoch zunächst die Narben kontrollieren, um eventuelle Wundheilungsstörungen oder andere Mängel gleich zu entdecken. Dies dient Ihrer eigenen und der Sicherheit des Patienten. Auch hier gilt: Arbeiten Sie mit dem Operateur eng zusammen.

Melden Sie eventuelle Störungen sofort dem behandelnden Arzt! Dies ist auch ein Zeichen Ihrer Fachkompetenz.

Reinigen Sie die Narben mit einem in Wasser getränkten Wattestäbchen und lösen Sie eventuelle Krusten ganz vorsichtig ab. Danach bestreichen Sie die Narben mit der vom Arzt verordneten Salbe.

Manuelle Lymphdrainage

Zu den wichtigsten Behandlungsmethoden, die Sie in der perioperativen Zeit mit großem Erfolg anwenden können, zählt die manuelle Lymphdrainage, deren wichtigste Prinzipien wir hier nur ganz kurz darstellen können. Wir gehen davon aus, dass Sie sich in entsprechenden Kursen Kenntnisse dieser wirkungsvollen Massagetechnik angeeignet haben.

Das Lymphsystem in unserem Körper dient dazu, überschüssige Flüssigkeit und Stoffwech-selendprodukte, die von den Blutkapillaren nicht aufgenommen werden können, aus dem Gewebe abzutransportieren. Der Abtransport der so genannten **lymphpflichtigen Last** (Fremdstoffe, Zelltrümmer, Plasmaeiweiße, langkettige Fettsäuren, Flüssigkeit) verbessert den Stoffwechsel und die Versorgung der Körperzellen mit wichtigen Nährstoffen.

Bei jeder Operation werden kleine Lymphgefäße durchtrennt, und Narben behindern den Abfluss der Lymphe. Die Folge: Es entstehen Stauungen im Gewebe und die Zellen werden

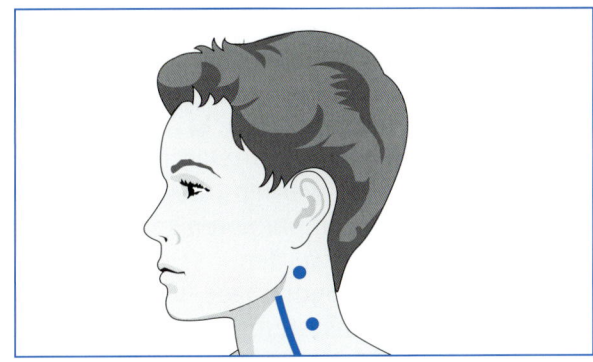

📷 21 Manuelle Lymphdrainage: Die Entleerung der Halslymphknoten ist nach allen Operationen erlaubt

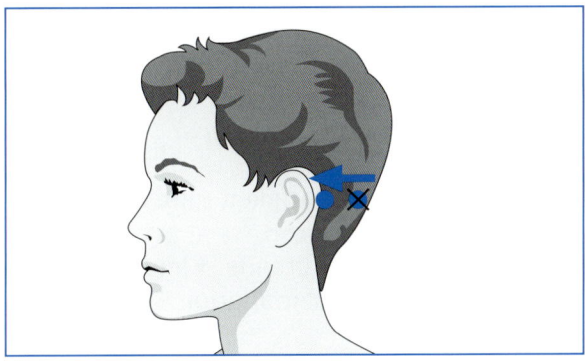

📷 22 »Stehende Kreise« entlang der Hinterhauptslinie. Diese Griffe allerdings nicht nach einem Face-Lifting anwenden!

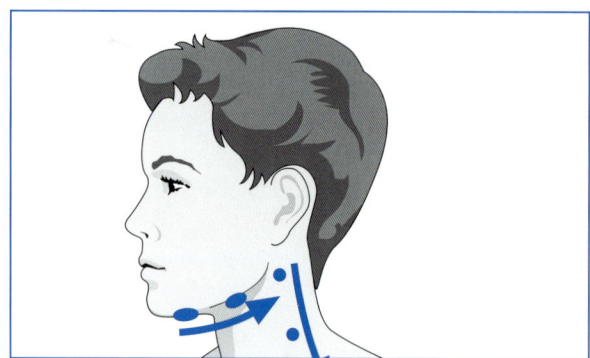

◎ 23 Der Mundboden darf nach allen Gesichtsoperationen drainiert werden

nicht mehr optimal versorgt, was für die Wundheilung nachteilig sein kann. Diesen ungünstigen Stauungen können Sie mit der manuellen Lymphdrainage sehr gut entgegen wirken.

Die manuelle Lymphdrainage ist eine der wichtigsten Techniken, um die Wundheilung zu unterstützen.

Nach Dr. Emil Vodder, dem Erfinder der manuellen Lymphdrainage, erzielt diese sanfte Massagetechnik eine Vielfalt von positiven Wirkungen im Körper:

- Sie **entstaut** und **entschlackt** das Gewebe, wie bereits beschrieben. Durch eine gute Lymphzirkulation werden die Schadstoffe schneller zu den Lymphknoten gebracht, von denen sie entsorgt werden.
- Die manuelle Lymphdrainage wirkt über das vegetative Nervensystem **beruhigend, entspannend** und **schmerzlindernd.** Der Patient fühlt sich nach der Behandlung erholt und gekräftigt.
- Und schließlich unterstützt die manuelle Lymphdrainage die Abwehrkräfte des Körpers und **stärkt** so das **Immunsystem.**

▌*Was fördert/hemmt den Lymphfluss?*

- Bewegung, Muskeltätigkeit und Wärme kurbeln den Lymphfluss an.
- Kälte und einschnürende Kleidungsstücke bremsen die Lymphzirkulation.

Die Technik der manuellen Lymphdrainage unterscheidet sich wesentlich von derjenigen der klassischen kosmetischen Massage. Die von

Vodder beschriebenen Lymphdrainage-Griffe haben ihre eigene Charakteristik, die für die Wirkung ausschlaggebend sind. Die Griffe sind:
- rhythmisch,
- schmerzlos,
- pumpend und werden
- kreisförmig oder in Spiralen durchgeführt.

Wichtig ist ein **enger Hautkontakt,** die Haut wird über dem darunter liegenden Gewebe verschoben. Der (sanfte) Druck erfolgt in Lymphabflussrichtung.

Sorgen Sie für eine entspannte Atmosphäre

Die manuelle Lymphdrainage wirkt optimal, wenn Sie für einen angenehmen, ruhigen Rahmen sorgen.
- Lagern Sie Ihren Patienten angenehm weich und warm, gestalten Sie die Liegeposition individuell.
- Die Beleuchtung darf weder den Patienten noch Sie blenden.
- Die Behandlung sollte nicht unterbrochen werden. Lassen Sie sich von Telefon, Straßenlärm etc. nicht ablenken. Fragen Sie Ihren Patienten, ob er Entspannungsmusik hören möchte.
- Keine Gespräche während der manuellen Lymphdrainage! Der Patient soll sich voll auf das Behandlungserlebnis konzentrieren und sich fallen lassen.
- Die Hautberührungszonen dürfen weder zu glatt noch als rau oder feucht empfunden werden. Wenn die Haut sehr trocken ist, eventuell 2 Tropfen Massageöl oder -creme verwenden – allerdings **nicht** bei **gelaserter** Haut!

Grundregeln für die Behandlung

Beginnen Sie jede Behandlung mit einer **Effleurage** (Ausstreichung). Dadurch stellen Sie den ersten wohltuenden Hautkontakt zum Patienten her und tragen zu dessen Entspannung bei. Bei der manuellen Lymphdrainage beginnen wir mit der Entleerung des Lymphsystems am

Hals (proximal) und arbeiten uns dann ins Gesicht vor. Auf diese Weise stellen wir sicher, dass die Flüssigkeit, die wir aus dem Gesicht mobilisieren möchten, auf freie Abflusswege am Hals trifft.

Ein wichtiger Grundgriff in der manuellen Lymphdrainage sind die stehenden Kreise: Die Finger werden flach auf die Haut aufgelegt und die Haut kreisförmig oder spiralig fortschreitend verschoben. An der Wangenpartie kann man eventuell auch die ganze Hand auflegen. Wie viel Druck ausgeübt wird, hängt vom Zustand des Gewebes ab.

Nach einem Face-Lifting oder nach Augenlidoperationen nur mit sehr sanftem Druck arbeiten!

In der Regel wiederholt man die Drainagegriffe an jeder Stelle fünf- bis siebenmal. Liegen stärkere Schwellungen vor, ist es günstig, die Griffe öfter durchzuführen. Man arbeitet mit einer Druckstärke von 0 bis maximal 40 Torr; die Druckzeit beträgt 1 Sekunde.

Operierte Patienten sollten möglichst täglich zur manuellen Lymphdrainage kommen, für eine Sitzung veranschlagen wir 30 Minuten. Achten Sie darauf, dass die manuelle Lymphdrainage keine Hautrötungen und keine Schmerzen verursacht!

Die klassische Griffreihenfolge

Im Folgenden beschreiben wir den Ablauf der manuellen Lymphdrainage, wie wir sie nach Face-Lifting, Augenlidkorrekturen, Nasenoperationen, Dermabrasionen und Lasertherapie durchführen.

Nicht zu forsch drainieren!
Ganz wichtig: Verzichten Sie nach Nasenoperationen darauf, an der Nase selbst zu massieren und drainieren Sie nach Laserbehandlungen und Dermabrasionen die behandelten Hautareale erst, wenn sie vollständig epithelisiert sind!

Die Griffe Schritt für Schritt:
● Effleurage: Parallele Streichungen über Stirn, Wangen, Kinn, Hals und Dekolleté.

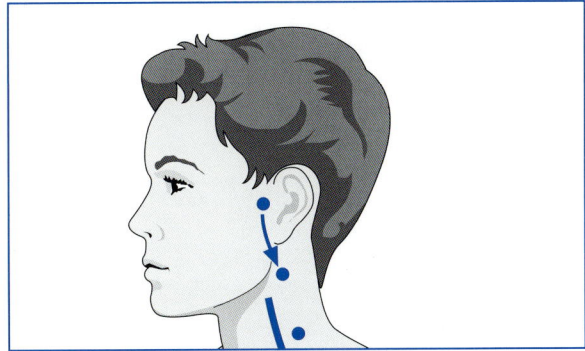

◉ 24 Beim »Gabelgriff« liegen zwei Finger vor dem Ohr, die übrigen Finger hinter dem Ohr (»stehende Kreise«). Anschließend über den Profundus zum Terminus ableiten

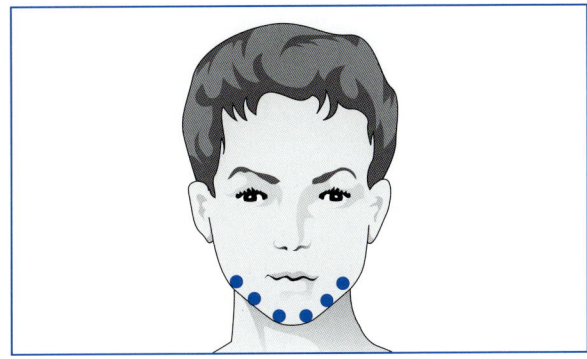

◉ 25 »Stehende Kreise« von der Kinnspitze zum Profundus

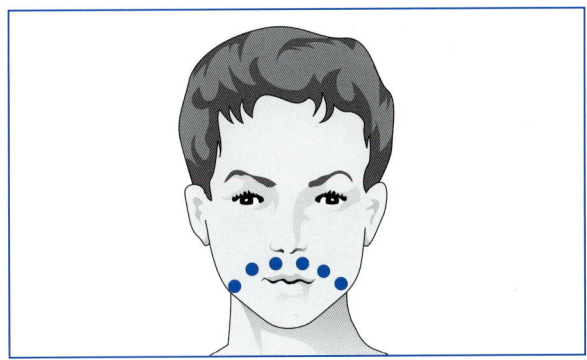

◉ 26 Stehende Kreise« von der Mitte der Oberlippe bis zum Kieferwinkel. Vorsicht: Nach Laserbehandlung und Dermabrasion sind diese Griffe nicht erlaubt!

● Halslymphknotenentleerung: Stehende Kreisbewegungen über den Lymphknoten von Profundus (Lymphknotenketten am seitlichen Hals) bis Terminus (obere Schlüsselbeingrube). 5 Kreise auf jeder Stelle.

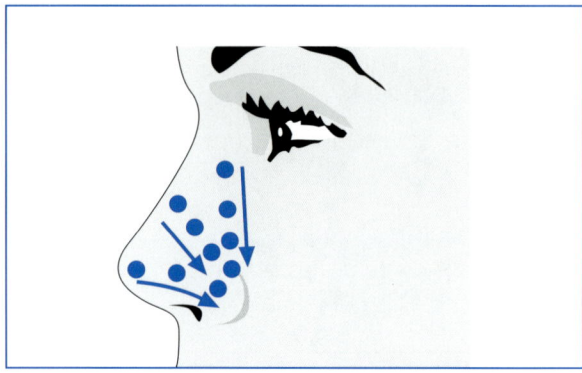

⚫ 27 Behandlung des Nasenrückens. Nach Nasenoperationen darf die Nase allerdings nicht drainiert
werden

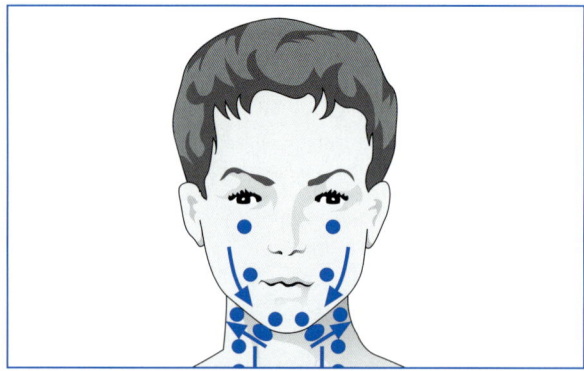

⚫ 28 »Lange Reise« mit anschließender Mundboden-
behandlung und Drainage der Halslymphknoten.
Nach Nasenoperationen dürfen diese Griffe nur
mit Vorsicht angewandt werden – am besten
nicht in der Nähe der Nase drainieren.
Vorsicht auch, wenn im Mundbereich eine Laserbehandlung oder Dermabrasion stattfand!

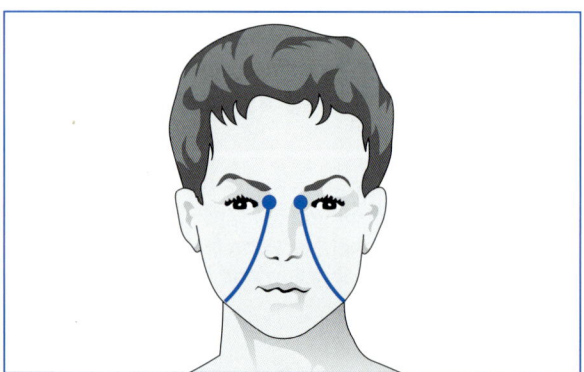

⚫ 29 Den »Abrollgriff« nicht nach Eingriffen an der
Nase anwenden. Nach allen anderen Operationen ist er erlaubt

- Stehende Kreisbewegungen vom Hinterkopf
(Hinterhauptsloch, Okziput) bis zum Terminus.
- Stehende Kreisbewegungen von der Kinnspitze bis zum Profundus, von dort bis zum
Terminus.
- Stehende Kreisbewegungen von der Mitte
der Oberlippe bis zum Kieferwinkel (Angu-
lus). Anschließend einmal bis zum Terminus
abdrainieren.
- Nasenrückenbehandlung (bei Nasenoperationen weglassen!).
- Lange Reise: Stehende Kreisbewegungen,
unter den Augen beginnend, abwärts pumpend, an den Mundwinkeln vorbei bis zur
Kinnspitze, von dort bis zum Profundus mit
stehenden Kreisen.
- Augenbehandlung: Leichter Druck mit 1 oder
2 Fingern. Stehende Kreise oder Auflage der
Finger längs und leichte Druckausübung.
- Sanfte Druckausübung auf den Augenbrauen
mit flachem Daumen und Zeigefinger.
- Stehende Kreisbewegungen mit den Fingern
auf den Augenbrauen.
- Stehende Kreisbewegungen mit flach aufgelegten Fingern von der Stirnmitte bis zum
Schläfenbein (Temporalis), stehende Kreise
vom Schläfenbein bis zum Profundus.
- Den Sammelbrunnen Profundus im Fünfer-
rhythmus entleeren – 20 Kreise und mehr.
- Stehende Kreise von Profundus bis Terminus,
ein- bis dreimal.
- Effleurage.
- Beide Hände ohne Druck über dem Gesicht
ablegen, Ruhe geben und dann langsam abrollen.

*An stark geschwollenen Hautpartien können Sie die
Griffe ruhig öfter wiederholen.
An den Narben immer sehr vorsichtig arbeiten.
Nicht an der Haut zerren!*

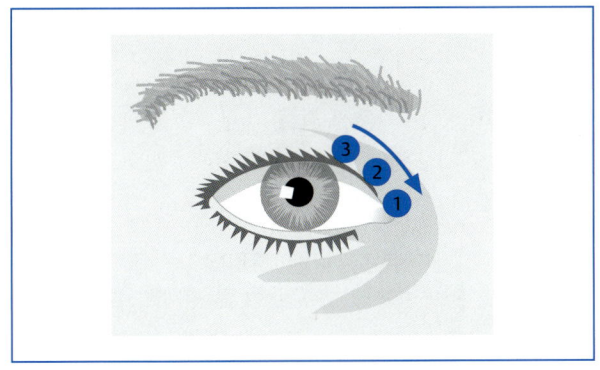

a

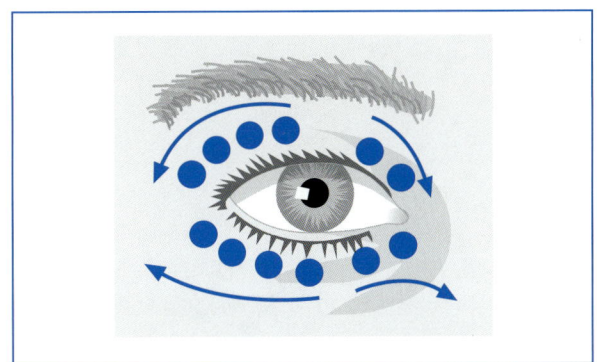

b

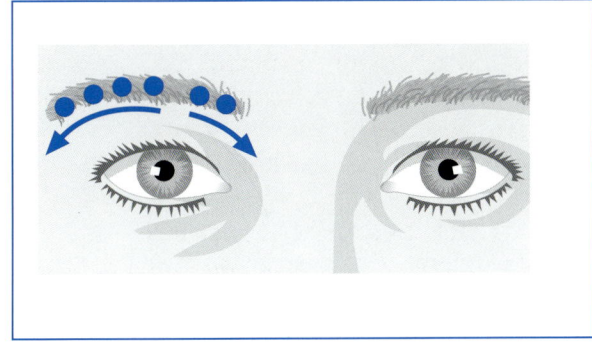

c

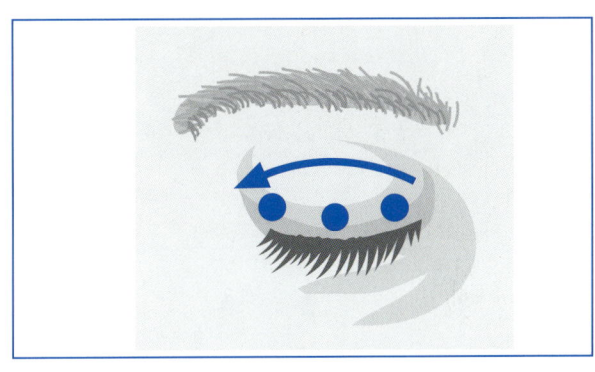

d

◉ 30 a–d Manuelle Lymphdrainage im Bereich der Ober- und Unterlider ist nach vielen Gesichtsoperationen günstig. Nach Eingriffen an den Augenlidern und an der Nase darf hier allerdings nicht massiert werden

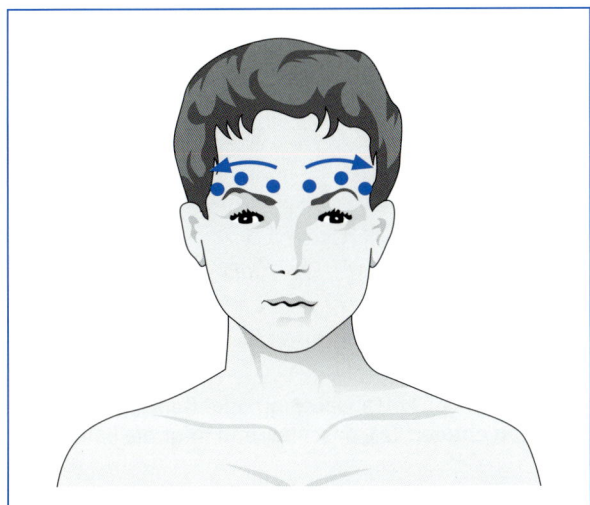

◉ 31 4-Finger-Kreise von der Stirnmitte in Richtung Schläfen

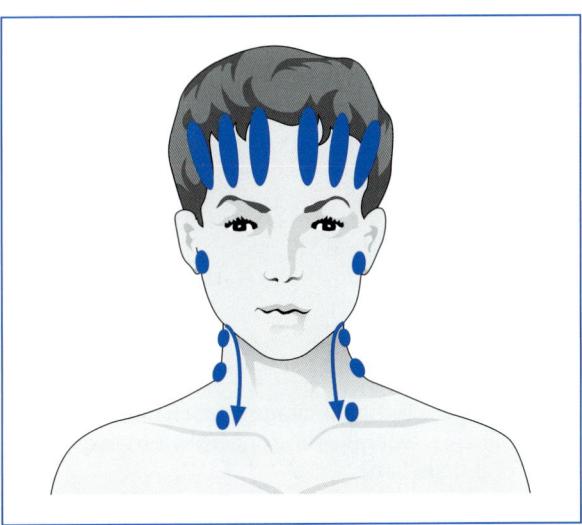

◉ 32 »Stehende Kreise« auf der Stirn mit flächig aufgelegten Händen, anschließend Ableiten zum Profundus und Terminus

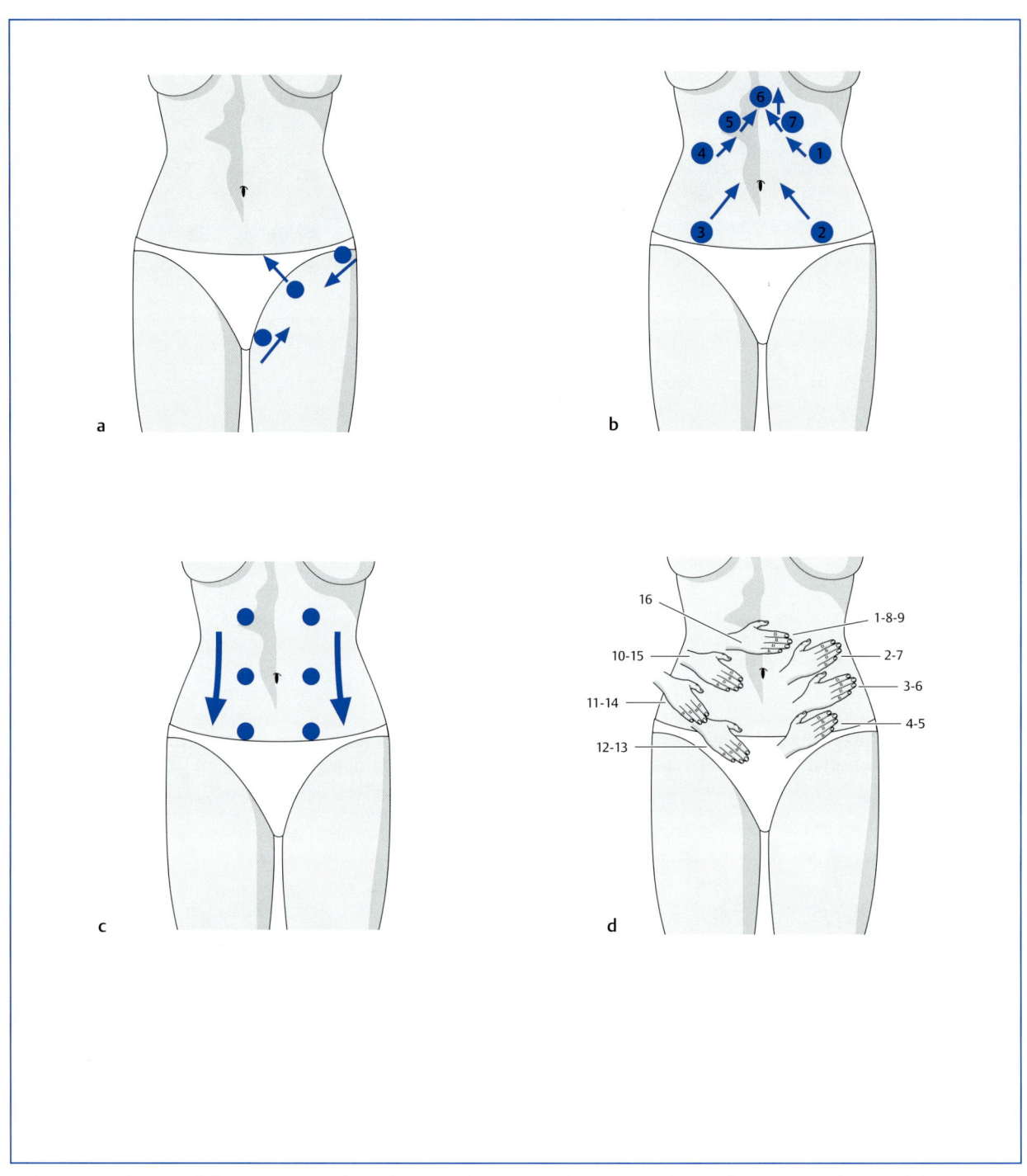

☻ 33 Manuelle Lymphdrainage ist auch nach Eingriffen am Bauch – z. B. nach Fettabsaugung oder Bauchdeckenplastik – sehr günstig. Zunächst werden die Leistenlymphknoten entleert (a), anschließend folgt die Bauch-
drainage (b–d).

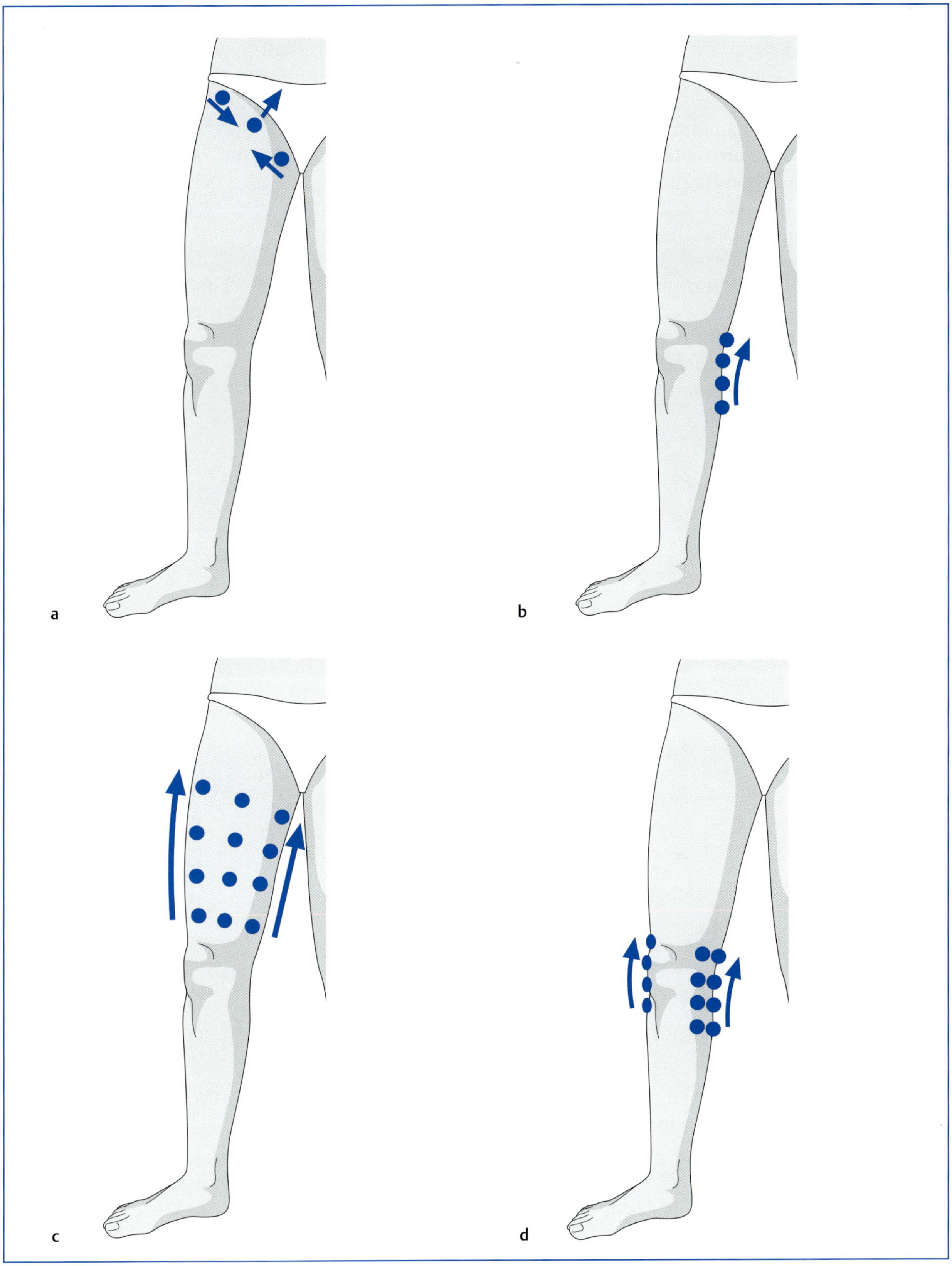

34 Nach Straffungsoperationen oder Fettabsaugung am Bein unterstützt die manuelle Lymphdrainage den Heilungsprozess. Auch hier zuerst die Leistenlymphknoten entleeren (a), dann am Bein drainieren (b–d).

Narben und manuelle Lymphdrainage

Operationen, Verletzungen und Verbrennungen hinterlassen Narben, manchmal auch überschießende Narben und Keloide auf der Haut (s. S. 22). Durch regelmäßige manuelle Lymphdrainage kann sowohl bei Schnittnarben als auch bei großflächigen Narben eine überschießende Narbenbildung verhindert bzw. gemildert werden. Auch die auffällige Rotfärbung wird positiv beeinflusst.

Entlang von frischen Schnittnarben besteht ein Ödem. Dieses Ödem abzudrainieren ist sehr wichtig, um die Narbe stabil und elastisch zu machen, Schrumpfungen zu verhindern und sie dem normalen Hautniveau anzugleichen.

Wenn Operationsnarben **gut abgeheilt** sind, dürfen sie in die manuelle Lymphdrainage miteinbezogen werden. Durch die Behandlung werden Narben weich, und Narbenkeloide treten seltener auf.

Bei Lifting-Narben, die vor dem Ohr liegen und dadurch wichtige Lymphbahnen unterbrechen, arbeitet man sich durch die Narbe durch, um die Bildung einer Verbindung zwischen den durchtrennten Lymphbahnen zu begünstigen und damit den physiologischen Lymphabtransport zu ermöglichen.

Kältebehandlungen

In der postoperativen Phase eignen sich Kälteanwendungen sehr gut zur Behandlung von Blutergüssen und Schwellungen und zur Bekämpfung des Spannungsgefühls.

Wir verwenden gerne Ice Waves – runde Kühlelemente aus Glas, die im Kühlschrank bei – 12 °C gelagert werden. Man rollt sie ohne Tuchunterlage sanft und ohne Druck über die Haut, ohne die Narben zu zerren. Eventuell feuchte Ice Waves mit einem Papiertuch immer wieder trockenreiben.

Vorteile der Ice Waves sind:

- Trockene Kälte, die Narben werden nicht eingeweicht.
- Angenehmes Behandlungsgefühl für den Patienten, da die Kühlelemente ohne Druck von innen nach außen und unten über die Haut gerollt werden.
- Hygienische Anwendung der Ice Waves – sie werden vor und nach der Anwendung mit Desinfektionstüchern abgewischt.

Man kann die manuelle Lymphdrainage sehr gut mit Kälteanwendungen kombinieren: Nach der Lymphdrainage kühlen wir das Operationsgebiet für ca. 5 bis 10 Minuten (je nach Empfindlichkeit des Patienten) mit den Ice Waves.

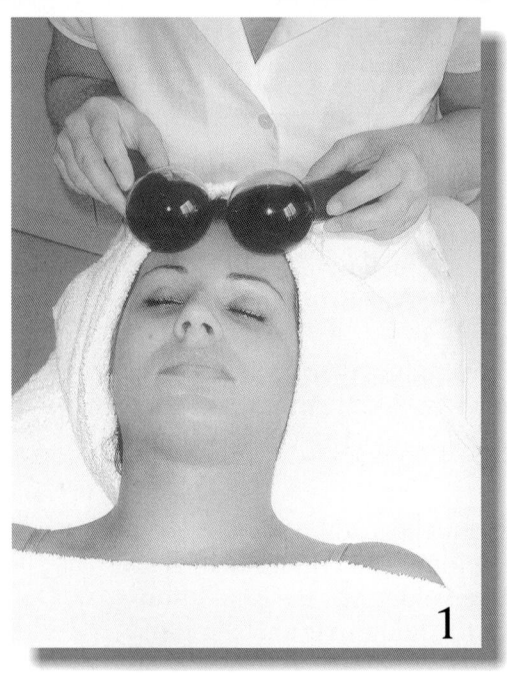

Von der Stirnmitte
zur Schläfe ableiten

1

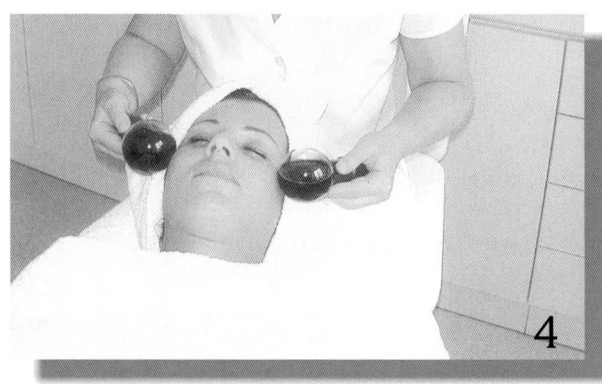

Die Wange
seitlich von
Schläfe zum
Hals hin
abrollen

4

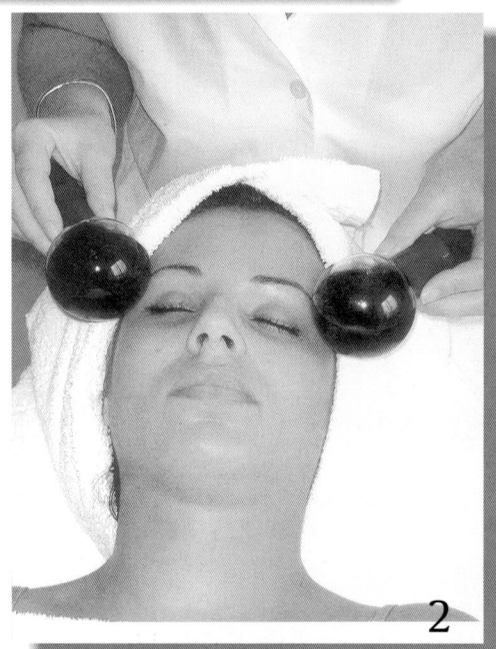

2

Die Schläfen seitlich
nach unten abrollen

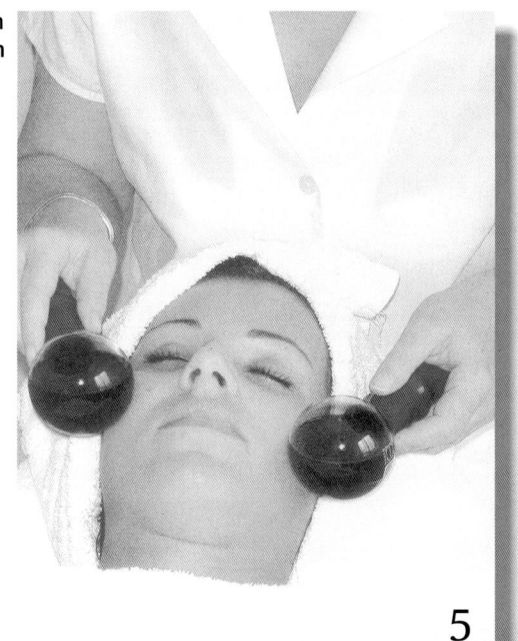

5

Die Augen unten
von der Nase aus
nach außen zur
Schläfe abrollen

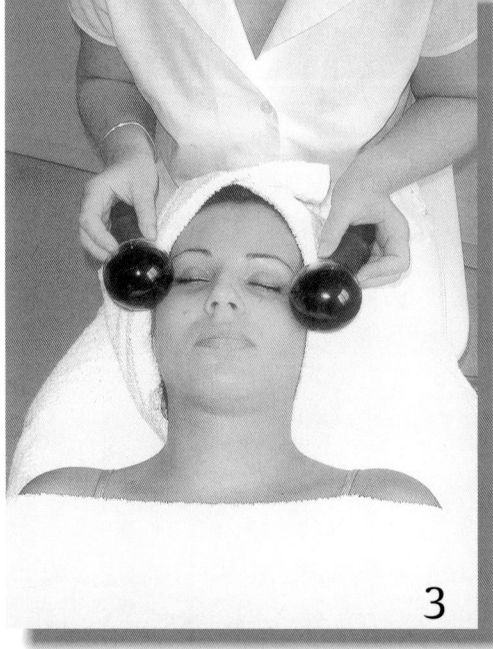

3

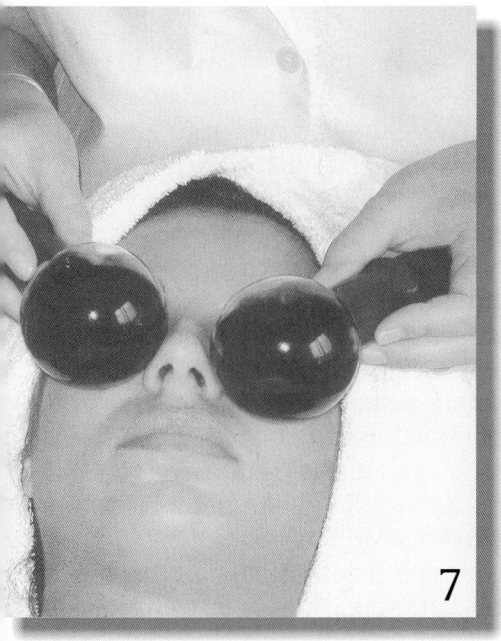

7

Ohne Druck vom inneren Augenwinkel nach außen rollen

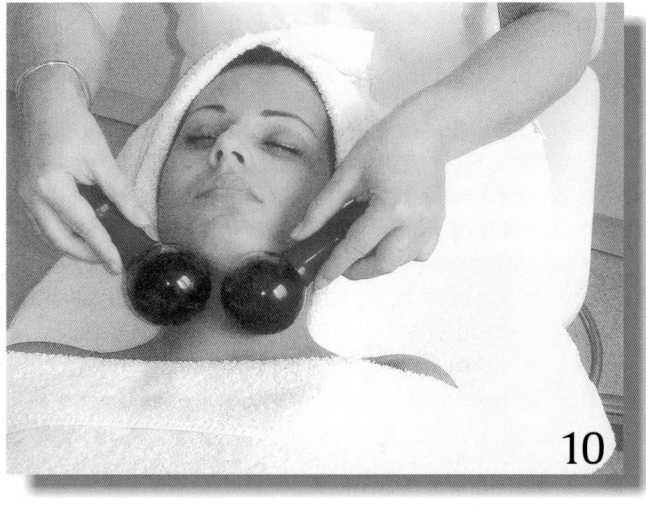

10

wie 9

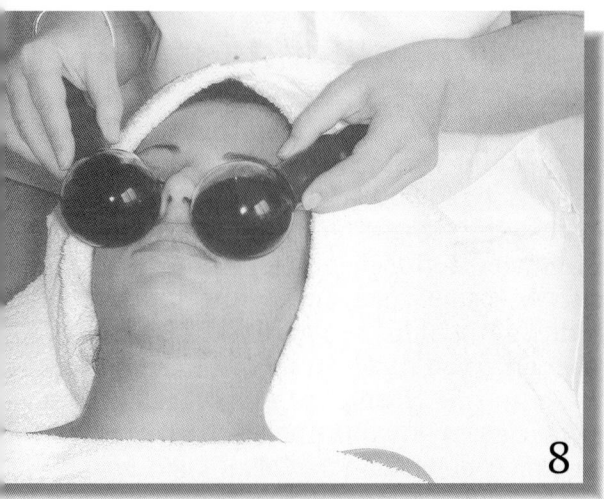

8

Wangenpartie von der Nase nach außen rollen

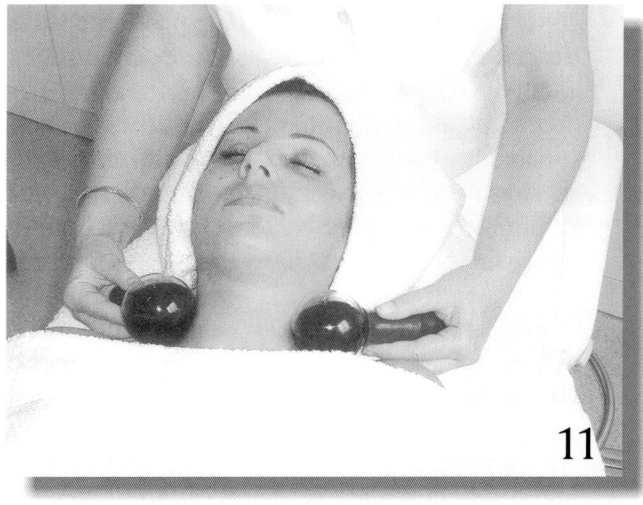

11

Hals seitlich von oben nach unten (Schlüsselbein) abrollen.
Immer ohne Druck! Die Ice Wave-Rollen nicht über die Haut ziehen!

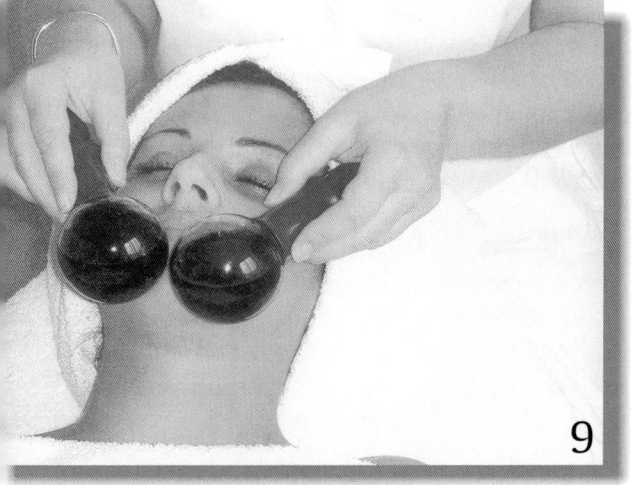

9

Kinnpartie von Mitte nach außen rollen

Hautpflege nach der Operation

Je nach Heilungsverlauf beginnen wir z. B. nach einem Face-Lifting oder nach Lidkorrekturen etwa ab dem 7. postoperativen Tag mit dem Aufbau und der Pflege der Haut.

Vorsichtig reinigen wir die Haut mit milder Reinigungsmilch (Feuchtigkeitsspender, Allantoin) und Gesichtslotion (Wasserkresse, Hamamelis, Salbei, z. B. von Lancaster). Die Haut nicht ziehen und zerren! Mit sanften, kreisenden Bewegungen die Reinigungsmilch auftragen und mit Schwämmchen oder Wattepads abnehmen.

Zum Aufbau der Haut eignen sich Feuchtigkeitsmasken mit Sauerstoff. Sehr bewährt haben sich auch Kollagenvliese, um den Feuchtigkeitsgehalt der Haut wieder herzustellen. Anschließend tragen wir (ab dem 10. postoperativen Tag) als Tages- und Nachtpflege über 4 Wochen nach der Operation Vital Oxygen Supply von Lancaster auf. Diese Pflege führt viel Feuchtigkeit zu, reguliert die Hautfunktionen, belebt die Haut und führt zu einem geschmeidigen Hautgefühl (Wirkstoffe: Sauerstoffmoleküle, Allantoin, Jojobaöl, Calendula, Aloe vera).

Die Produkte immer nur auf die gesunde Haut auftragen. Darauf achten, dass kein Produkt zu nah an oder gar in die Narben gelangt!

Ein weiteres Produkt, das wir gerne einsetzen und das der Patient als äußerst angenehm empfindet, ist die Cold Mask von thalgo. Dieses Produkt wurde speziell für die empfindliche Haut entwickelt. Die entschlackende und beruhigende Maske besteht aus den Komponenten weiße Tonerde und einer kühlenden Emulsion, die für die Behandlung zusammengemischt werden. Die Behandlung kann einzeln oder als Kuranwendung angeboten werden. Gerade bei **Lifting-Patienten** haben wir mit dieser Maske sehr gute Erfahrungen gemacht. Wichtig ist, die Narben abzudecken (Häubchen aufsetzen), damit die Maske nicht in die Narben fließen kann, und auf die Augen Wattepads aufzulegen. Nach dem Anrühren tragen wir die Cold Mask auf die vorsichtig gereinigte Haut auf, und zwar an der Stirn beginnend und dann abwärts (die abgedeckten Augenlider ruhig mit einbeziehen!) bis auf Hals und Dekolleté. Nach 20-minütiger Einwirkzeit nehmen wir die Maske vorsichtig mit dem Spatel, dann mit Wasser und Wattepads oder Reinigungsschwämmchen ab. Menthol, Kampfer, Allantoin, Kamille, Hamamelis und Algenextrakte sind die Wirkstoffe der Cold Mask, die auch noch einige Zeit nach der Anwendung für einen angenehmen und entspannenden Kühleffekt sorgen und die Rückbildung von Schwellungen unterstützen. Die Behandlung kann **täglich** über einen Zeitraum von 2 Wochen angewendet werden.

10 Tage nach der Operation beginnen wir mit der Make-up-Beratung. Hierzu verwenden wir im Regelfall die Camouflage (s. S. 113 ff.), um eventuelle Hämatome oder Verfärbungen optimal und zuverlässig abzudecken.

Algenbehandlungen

Algen sind im Wasser vorkommende Pflanzen. Von den über 25 000 bekannten Sorten ist aber nur ein sehr geringer Teil – speziell solche aus dem mineralstoffreichen Meer – für medizinische bzw. kosmetische Anwendungen geeignet. Mit einem Patent für den Aufschluss (Mikropulverisierung) von Algen zu medizinischen Zwecken begann die wissenschaftliche Nutzung dieser Pflanzen. Wurden bis zu diesem Zeitpunkt die getrockneten Algen lediglich klein gemahlen, gelang es in den 60er Jahren erstmalig, auch die Zellwände der Algen aufzubrechen und auf diese Weise die darin gespeicherten wirksamen Mineralstoffe, Spurenelemente und Vitamine voll verfügbar zu machen.

Für unsere Arbeit haben sich die thalgo-Produkte bestens bewährt, die die wirkstoffreichen Algenarten Laminaria digitata, Fucus vesiculosus und Coralloid lithotamnions enthalten. Die genannten Algen liefern folgende wichtige Stoffe:

- **Mineralien** wie Natrium und Kalium, die den Wasserhaushalt des Körpers steuern. Kalzium trägt entscheidend zur Bildung von Knochen und Zähnen bei, Magnesium ist für die Herz- und Muskelfunktion unverzichtbar.

Eisen transportiert Sauerstoff in den roten Blutzellen und Jod reguliert die Schilddrüsenfunktion und den Stoffwechsel.

- Das **Spurenelement** Phosphor ist Energiespender und das aktivste aller Mineralien. Außerdem enthalten Algen Bor, Fluor und Kupfer (entzündungshemmend), Schwefel, Mangan, Chrom, Barium, Nickel (unterstützt den Körper bei der Aufnahme von Eisen), Vanadium, Silber, Titan und Silizium (das Schönheitsmineral für eine weiche, elastische Haut und zur Stärkung der Kapillarwände).
- **Vitamine** finden sich ebenfalls in großer Vielfalt in den Algen: Vitamin A, B_1, B_5, B_{12}, C und E (Schutz vor Hautschädigungen durch freie Radikale und zur Stabilisierung des Stoffwechsels) sowie Algosterol (Vorstufe von Vitamin D).
- Weitere Algenbestandteile sind Pigmente und verschiedene Zucker.

Der patentierte Prozess der Mikropulverisierung setzt alle oben aufgeführten Stoffe frei und bildet so einen höchst aktiven kosmetischen und therapeutischen Wirkstoff, der dank seiner Molekülgröße und -struktur osmotisch wirkt und die Hautbarriere überwindet.

Sonnenschutz

Nach Operationen sind direkte Sonneneinstrahlung und Solarium mindestens 3 Monate lang zu meiden, denn dadurch kann es zur vermehrten Durchblutung und eventuell zu Nachblutungen kommen. Wärme ist für eine rasche Entschwellung und Heilung ohnehin nicht förderlich und schließlich kann Sonneneinstrahlung zu hässlichen Pigmentationsstörungen im Bereich der Narben führen.

Ähnliches gilt, wenn die Haut mit Peelings oder mit Laser behandelt wurde. **Sunblocker** sollten ab dem 10. Tag nach dem Eingriff auf die Haut aufgetragen werden. Ganz wichtig vor allem nach Laserbehandlungen!

Camouflage

Der Begriff Camouflage kommt aus dem Französischen und bedeutet Tarnung. Es handelt sich dabei um eine besondere Form des Make-up, die entwickelt wurde, um verschiedene Hautanomalien im Gesicht und am Körper wie Pigmentflecken, Feuer- und Muttermale, Teleangiektasien, Akne-Läsionen, Narben und auch Tätowierungen absolut **wasser-** und **reibfest** abzudecken.

Auch für unsere Patienten, die noch durch Hämatome oder Rötungen an ihre Operation erinnert werden, ist die Camouflage eine große Hilfe: Sie überdeckt die Spuren des Eingriffs und hilft dem Patienten, sich rasch wieder im Alltag einzufinden. Nicht zuletzt ist sie eine wichtige Stütze für das Selbstbewusstsein.

In der Regel darf man 10 Tage nach der Operation die Camouflage-Technik im Gesicht, an Hals und Dekolleté anwenden. Voraussetzung ist allerdings, dass die Haut **gut verheilt** ist. Narben erst abdecken, wenn sie ganz verheilt sind – was im Einzelfall auch mal länger als 10 Tage dauern kann.

Die Camouflage-Technik Schritt für Schritt

Wichtig ist, dass Sie dem Patienten die Anwendung der Camouflage Schritt für Schritt erklären und demonstrieren. Lassen Sie ruhig den Patienten in Ihrer Anwesenheit mit den Produkten arbeiten. Denn nur so kann Ihr Patient die Technik zu Hause sicher anwenden. Das gilt vor allem für Patienten, die noch keine große Schminkerfahrung haben. Gerne runden wir das Programm mit einer Farbberatung ab.

Wir verwenden die Camouflage-Produkte von Malu Wilz, deren Verträglichkeit durch Tests – auch an Personen mit extrem empfindlicher Haut – überprüft wurde. Die Hautverträglichkeit ist hervorragend, bisher haben wir keinerlei Hautreizungen oder allergische Reaktionen beobachtet.

Vorbehandlung: Die Haut mit milder Reinigungsmilch reinigen und eine dem Hauttyp entsprechende Pflegecreme auftragen.

Mischen des optimalen Farbtons: Nicht immer passt einer der lieferbaren Farbtöne genau zum Hautton des Patienten. In diesem Fall wählen Sie 2 Farben aus, zwischen denen der Hautton liegt. Entnehmen Sie mit dem Spatel eine kleine Menge der beiden Farbtöne und mischen Sie sie auf Ihrem Handrücken, bis der optimale Hautton erreicht ist.

Auftragen der Camouflage-Creme: Die Camouflage-Creme lässt sich problemlos mit einem Schwämmchen auf die entsprechenden Hautpartien auftragen, da sie durch die Körperwärme geschmeidig wird. Es empfiehlt sich, hierzu das Schwämmchen leicht anzufeuchten. Die Camouflage-Creme sollte immer nur in ganz dünnen Schichten aufgetragen werden.

Wiederholen Sie den Vorgang, wenn die Deckkraft noch nicht ausreicht. Lassen Sie die Creme an den Rändern leicht auslaufen, wenn Sie nur einzelne Hautpartien abdecken möchten.

Fixieren: Mit einem Puderpinsel oder einer Quaste den Fixierpuder reichlich auf die mit Camouflage-Creme geschminkten Hautpartien auftragen. Nach etwa 10 Minuten ist die Camouflage-Creme wasser- und reibfest. Entfernen Sie den überschüssigen Puder einfach mit der Camouflage-Bürste.

Entfernen der Camouflage-Creme: Verwenden Sie hierfür die spezielle Reinigungscreme. Reiben Sie die geschminkten Hautpartien sanft ein, bis sich die Camouflage-Creme von der Haut löst. Entfernen Sie dann die Creme mit einem Wattepad. Danach empfiehlt sich das Auftragen einer Reinigungslotion zum Nachreinigen.

Conture Make-up

Das optische Erscheinungsbild der Kundin lässt sich durch Conture Make-up perfektionieren. Mit dieser feinen Zeichentechnik werden Farbpigmente in oberflächliche Hautschichten implantiert, wo sie etwa 3 bis 5 Jahre liegen bleiben. Es handelt sich also um ein **dauerhaftes, wasserfestes** Make-up.

Ein gelungenes Conture Make-up akzentuiert die natürliche Schönheit: Augenbrauenhärchen, Lidstriche oder Lippenkonturen werden vorteilhaft betont oder sie ergänzen fehlende oder eher schwache Anlagen. Auch bei Operationsnarben oder bei hormonell bedingtem Haarausfall im Augenbereich wird die feine Zeichentechnik sehr vorteilhaft eingesetzt. Die Wirkung ist dezent und unterstreicht den Typ. Die Sicherheit, in jeder Situation gepflegt und ausdrucksvoll auszusehen, verleiht Ihrer Kundin noch mehr Selbstbewusstsein.

Die Augenbrauen sind der Rahmen für die Augen. Sie sind sehr wichtig für die Ausstrahlung. Mit einem Conture Make-up kann man zu dünne, immer ausgezupfte oder gar nicht mehr vollständig wachsende Augenbrauen optisch verbessern.

Wie lange muss man nach einer Gesichtsoperation mit dem Conture Make-up warten?

Lippenkontur oder Lippenrot
Nach Face-Lifting: Ca. 4 Wochen nach dem Eingriff
Nach Augenlidoperationen: Conture Make-up sofort möglich
Nach Nasenoperationen: Ca. 3 Monate abwarten
Nach Laser oder Dermabrasion: Ca. 3 Monate

Lidstrich oben und unten
Nach Lifting: Sofort möglich
Nach Augenlidoperationen: Ca. 3 Monate abwarten
Nach Nasenoperation: Ca. 6 Monate
Nach Laser oder Dermabrasion: Sofort möglich

Augenbrauen
Nach Lifting: Sofort möglich
Nach Augenlidoperationen: Ca. 3 Monate abwarten
Nach Nasenoperation: Ca. 3 Monate warten
Nach Laser oder Dermabrasion: Sofort möglich
Beachten Sie bitte, dass diese Zeitangaben nur ungefähre Richtlinien sind. Ausschlaggebend ist die Heilung der operierten Gebiete!

Der Lidstrich betont die Augen. Gerade Kundinnen, die viel Sport treiben oder die beim

Schminken auf eine Brille angewiesen sind, schätzen einen dauerhaft gezeichneten Lidstrich.

Die Lippenkontur ist bei vielen Kunden nicht sehr exakt. Die Lippen sind oft auch zu klein. Mit dem Permanent Make-up kann man die Kontur oder auch die Lippenform in der Farbe des natürlichen Lippenrots oder auch etwas dunkler (je nach Kundenwunsch) perfektionieren. Bei sehr blassen Lippen kann man das Lippenrot intensivieren.

Beim Conture Make-up unbedingt auf sauberes und hygienisches Arbeiten achten! Im Zweifelsfall mit dem Arzt absprechen, ob pigmentiert werden darf.

Farbberatung, Brille, Frisur

Wir runden unseren Service gerne noch mit einer Farb- und Typberatung ab, um so das neue und jugendlichere Erscheinungsbild des Kunden zu optimieren. Dazu gehört die Farbanalyse, die Brillen- und Frisurenberatung (inklusive Haarfarbe) und das typgerechte Make-up.

Wir zeigen z. B. einer Patientin, die eine Lidkorrektur hinter sich hat, wie die Augen perfekt geschminkt werden können. Selbstverständlich gehen wir auch auf Kleidung, Schmuck und Accessoires ein und berücksichtigen dabei das berufliche Umfeld des Kunden.

Wie die Natur in den vier Jahreszeiten jeweils bestimmte harmonische Farbkombinationen hervorbringt, so verkörpert jeder Mensch aufgrund der Augen- und Haarfarbe einen bestimmten Typ, der mit einer der Jahreszeiten in Einklang steht. Bei der Farbanalyse können wir mit Hilfe verschiedenfarbiger Tücher herausfinden, welche Farben die Wirkung unseres Kunden am besten betonen. Die Gewissheit, Kleidung zu tragen, die den eigenen Typ optimal unterstreicht, verleiht Selbstsicherheit im Berufs- und im Privatleben.

Bei der Brillenberatung testen wir Sonnenbrillen und Konfektionsbrillen aus, um herauszufinden, welches Modell am besten zum jeweiligen Kunden passt. Dabei arbeiten wir mit einem Optiker zusammen, der uns gerne aktuelle Brillenmodelle zur Verfügung stellt. Für die Frisurenberatung kooperieren wir mit einem Friseur, der uns entsprechende Farbkarten liefert.

Testfragen

78. Wie wirkt die manuelle Lymphdrainage?
79. Wie oft sollen die Griffe der manuellen Lymphdrainage an jeder Stelle wiederholt werden?
80. Dürfen Sie nach einer operativen Nasenkorrektur manuelle Lymphdrainage im Gesicht anwenden?
81. Wann ist nach einer Dermabrasion bzw. Laserbehandlung manuelle Lymphdrainage im Gesicht möglich?
82. Dürfen Operationsnarben in die manuelle Lymphdrainage mit einbezogen werden?
83. Warum sind Kälteanwendungen in der postoperativen Phase günstig?
84. Was sind Ice Waves?
85. Wann darf die Kosmetikerin nach einer Schönheitsoperation mit dem Aufbau und der Pflege der Haut beginnen?
86. Welche wertvollen Inhaltsstoffe enthalten Algen?
87. Warum sind Sonnenbäder und Solarium nach Schönheitsoperationen verboten?
88. Warum stellt Camouflage in der postoperativen Phase eine wichtige Hilfe dar?
89. Wann darf Camouflage nach einer Schönheitsoperation angewandt werden? Darf das Spezial-Make-up auch auf Narben aufgetragen werden?
90. Nennen Sie die einzelnen Schritte der Camouflage-Technik.
91. Was ist Conture Make-up?

92. In welchen Gesichtspartien wird Conture Make-up am häufigsten angewandt?

Auflösung der Testfragen ab S. 134

Was die postoperative Nachsorge zusätzlich unterstützt

Neben den oben beschriebenen Methoden, die in der Nachsorge nach Schönheitsoperationen bereits fest etabliert sind, gibt es weitere Verfahren, deren Einsatz Erfolg verspricht, weil sie positiv auf Körper und Seele wirken.

Ganzkörperwickel mit Heilerde und Mineralien aus dem Toten Meer

In unserem Stoffwechsel entstehen Abfallprodukte, die – wenn unser Lymphsystem nicht optimal arbeitet – zusammen mit Flüssigkeit im Gewebe liegen bleiben. Dies verschlechtert die Versorgung der Zellen mit Sauerstoff und Nährstoffen. Haut und Gewebe wirken verquollen oder auch schlaff.
Ganzkörperwickel mit Heilerde und Mineralien aus dem Toten Meer (Terra Sel) können dazu beitragen, die Hautspannkraft zu erhöhen und das Gewebe zu straffen. Für den Wickel werden 15 cm breite Bandagen verwendet, die mit der Terra-Sel-Lösung getränkt sind und die für etwa 60 bis 70 Minuten auf dem Körper verbleiben. Es handelt sich um einen Wickel, der angenehm kühl angewandt wird. Die Kundin wird in einen Vinylanzug gekleidet, der dazu dient, die Körpertemperatur konstant zu halten.
Die Haut wird gestrafft und fühlt sich nach der Behandlung angenehm zart an. Terra-Sel-Wickel eignen sich nicht nur zur Cellulite-Behandlung, sondern können auch nach Fettabsaugungen und Straffungsoperationen eingesetzt werden.

Farblichtbehandlung

Die Haut leitet äußere Reize wie Temperatur, Berührung, Licht und Farbe nach innen und wirkt somit auf die inneren Organe und auf die Psyche. Behandlungen mit farbigem Licht beeinflussen innere Abläufe durch die nervliche und hormonelle Steuerung. Die direkte Wirkung unterschiedlicher Wellenlängen bzw. Farben ist die Grundlage der Farblichtbehandlung. Je langwelliger das Licht, umso tiefer dringt es in die Haut ein. Für die Anwendung in der Ganzheitskosmetik wurden spezielle Leuchten mit Farbfiltern entwickelt.
Die verschiedenen Farben rufen unterschiedliche Wirkungen hervor:
- Magenta wirkt auf die gesamte Haut stoffwechselharmonisierend und ausgleichend.
- Rot fördert die Durchblutung und regt den Stoffwechsel an. Bei verletzter Haut sollte man Rotlicht nicht anwenden.
- Orange verbessert die Nährstoffversorgung des Gewebes und entschlackt die Haut.
- Gelb unterstützt den Gesamtaustausch über die Kapillaren und erhöht die Sensibilität der Hautsinne.
- Grün wirkt ausgleichend auf die Drüsenfunktion der Haut und des Haarfollikels. Die Bildung neuer Zellen wird harmonisiert.
- Türkis stärkt die Abwehrfunktion und fördert die regenerativen Prozesse der Epidermis. Bei Stauungen von Gewebewasser und Lymphe wird der Abfluss gefördert.
- Blau wirkt beruhigend und entspannend und fördert eine gesunde Hornbildung.
- Violett verbessert die Schutzfunktion der Haut über die Hornschicht.

Biochemische Mineralsalze in der Kosmetik

Die biochemischen Mineralsalze nach Dr. med. Wilhelm Heinrich Schüssler (1821–1989) können dazu beitragen, die persönliche Stoffwechsellage des Menschen wieder in Ordnung zu bringen. Die Salze wirken als Signal im Körper und regen den Zellstoffwechsel an, ohne sich selbst zu verändern. Ähnlich wie in der Homöopathie müssen je nach Symptombildern für den einzelnen Kunden bzw. Patienten die geeigneten Mineralsalze individuell zusammengestellt werden.

Nach Dr. Schüssler wirkt das richtige Salz in der richtigen Dosierung und Potenzierung symptomverändernd.

Wer Schüssler-Salze in der postoperativen Nachsorge mit Erfolg einsetzen möchte, muss sich intensiv mit ihnen beschäftigen. Hier nur ein ganz kurzer Überblick über die einzelnen Salze und ihre für die Kosmetikerin interessanten Anwendungsgebiete:

- Calcium fluoratum D12 macht als Salbe Weiches hart und Hartes weich. Anwendung bei Bindegewebsschwäche.
- Calcium phosphoricum D6 fördert die Regeneration. Zur Abkürzung der Rekonvaleszenz.
- Ferrum phosphoricum D12 ist das Hauptmittel für das erste Entzündungsstadium, wirkt entzündungshemmend. Anwendung bei akuten entzündlichen Prozessen.
- Kalium chloratum D6 gilt als Hauptmittel für das zweite Entzündungsstadium (fibrinöse Entzündungen). Bei chronischen Entzündungen.
- Kalium phosphoricum D6 wirkt antiseptisch und ist das wichtigste Mittel für die Zellorganisation. Hilft bei allgemeinen Erschöpfungszuständen geistiger und körperlicher Art.
- Kalium sulfuricum D6 ist das Hauptmittel für das dritte Entzündungsstadium (eitrig-schleimige Sekretion). Fördert Ausscheidungs- und Entgiftungsvorgänge und hilft bei Allergien, Ekzemen, Neurodermitis und Schuppenflechte.
- Magnesium phosphoricum D6 steuert das vegetative Nervensystem. Anwendung u.a. bei vegetativen und hormonellen Störungen.
- Natrium chloratum D6 ist das wichtigste Mittel zur Aufrechterhaltung des Säure-Basen-Gleichgewichts und reguliert den aufbauenden Wasserhaushalt. Hilft bei Ödemen.
- Natrium phosphoricum D6 regelt den Fett- und Säurehaushalt und dämpft die allgemeine Entzündungsbereitschaft. Regt Aus-scheidungsvorgänge an. Anwendung bei gestörtem Fettstoffwechsel und Fettsucht.
- Natrium sulfuricum D6 fördert den rückführenden Stoffwechsel und den abbauenden Wasserhaushalt. Wird bei Wasseransammlungen im Körper eingesetzt.
- Silicea D12 bildet Bindegewebe, steigert die Widerstandsfähigkeit und die mechanische Festigkeit der Gewebe. Hilft bei Bindegewebsschwäche und bei Neigung zu chronischen Eiterungen. Regenerationsmittel.

Blütenessenzen zur Unterstützung kosmetischer Maßnahmen

Blumen und Blüten werden schon seit Urzeiten eingesetzt, um die Stimmung der Menschen zu heben. Auch heute erfreuen wir uns an einem blühenden Garten oder an einem Blumenstrauß.

Nach dem englischen Arzt Dr. Edward Bach (1886–1936) können bestimmte negative Seelenzustände mit Blütenmitteln behandelt werden, was sich auch positiv auf das körperliche Befinden auswirkt. Nach Edward Bach haben andere Heilkundige sich mit der Wirkung von Blütenessenzen beschäftigt, sodass es inzwischen ein großes Angebot gibt. Auch die Kosmetikerin kann im Rahmen der postoperativen Nachsorge Blütenessenzen als sanfte Helfer wirkungsvoll einsetzen.

Innerliche Anwendung: Am einfachsten für die Kosmetikerin ist es, wenn sie fertige Blütenmischungen, z. B. die Notfalltropfen (Rescue-Tropfen), verabreicht. Edward Bach stellte diese Mischung für schwierige Situationen, Notfälle und überstandene Traumata zusammen. Da eine ästhetische Operation für den Körper immer ein Trauma bedeutet, ist es sinnvoll, bei den ersten kosmetischen Behandlungen nach dem Eingriff der Kundin ein Glas Wasser mit Notfalltropfen zu trinken zu geben (4 Tropfen auf ein Glas Wasser). Günstig ist es auch, die Tropfen auf das Handgelenk oder in die Ellenbeuge einzumassieren oder ein spezielles Blütenessenzen-Spray direkt auf den Körper aufzusprühen. Eine regelmäßige Anwendung zu Hause unterstützt die Wirkung weiter.

War der Eingriff mit einer **Narkose** verbunden, eignet sich folgende Mischung besser, denn sie hilft, die Nachwirkungen zu beseitigen:

- Morning Glory: fördert die Ausscheidung von Giftstoffen, vor allem von Medikamenten.
- Arnica: bei schwerem Schock und Trauma, fördert die Heilung.
- Spruce: unterstützt die allgemeine Entgiftung, verhindert Nebenwirkungen von Narkosemitteln.
- Red Carnation: hilfreich bei Lymphstau und Hautkrankheiten.
- Echinacea: kräftigt das Immunsystem.
- Spottes Coralroot: hilft, Antibiotika aus dem Organismus zu entfernen.

Auch für seelische Probleme können individuelle Mischungen zusammengestellt werden. Allerdings erfordert dies eine spezielle Ausbildung über Blütenessenzen.

Äußerliche Anwendung: Für die äußerliche Anwendung empfiehlt es sich, fertige Blütenessenzen-Cremes als Basis zu verwenden, die von verschiedenen Herstellern angeboten werden. Überzeugend sind z. B. die Hautcremes der Korte PHI Essenzen, die alle als Basis Avocado- und Weizenkeimöl und weder tierische noch synthetische Produkte enthalten.

Sollen **Hämatome** (Blutergüsse) behandelt werden, eignet sich am besten RQ-7-Erste-Hilfe-Creme. Sie beinhaltet neben den 5 Bach-Blüten der Notfalltropfen noch Lotus (zur Harmonisierung) und die Kleine Braunelle (zur Anregung der Selbstheilungskräfte).

Bei **Narben** bietet sich als Basis die Braunellen-Creme der Korte PHI Essenzen an, die die Haut beruhigt und die Selbstheilungskräfte unterstützt. Zu dieser Basis gibt man folgende Essenzen:

- Aloe vera: regeneriert und verjüngt. Wirkt auch bei Verbrennungen heilend.
- African Violet (afrikanisches Veilchen): unterstützt die Wundheilung, fördert die Freisetzung von Endorphinen und wirkt damit schmerzlindernd.
- Anemone: unterstützt die Regeneration des Gewebes bei Vernarbungen.

Nach **Liposuktionen** tritt ein anderes Problem in den Vordergrund. Wegen der großen Zahl von Gewebstrümmern ist es hier besonders wichtig, den Lymphabfluss zu unterstützen. Hierfür bietet sich folgende Mischung an, die sowohl zu einer Basiscreme (z. B. Braunellen-Creme) als auch innerlich genommen werden sollte:

- Apricot: unterstützt das Lymphsystem, lindert Entzündungen.
- Avocado: fördert die Ausscheidung.
- Red Carnation: hilfreich bei Lymphstau und Hautkrankheiten.
- Suguaro: unterstützt das Lymphsystem und hilft bei Entzündungen der Haut.

Blütenessenzen erweisen sich gerade bei Hautproblemen immer wieder als wirksam. Da es sich nicht um Arzneimittel handelt, sondern um **sanfte Helfer**, sind in der Regel keine Nebenwirkungen zu erwarten.

Blütenessenzen richtig anwenden

Innerlich:
Für ein 30-ml-Fläschchen nehmen Sie 15 ml Quellwasser und 15 ml Cognac.
Geben Sie von jeder Essenz 4 bis 7 Tropfen hinzu.
Schütteln Sie die Mischung.
Pro Einnahme geben Sie 6 Tropfen dieser Mischung auf ein Glas Wasser.

Äußerlich:
a) Fertige Cremes auf Vorrat:
Geben Sie in einen 60-ml-Tiegel Braunellen-Creme von jeder Essenz 4 bis 7 Tropfen.
Vermischen Sie das Ganze z. B. mit einem Glas- oder Holzspatel.
b) Frische Zubereitung bei jeder Anwendung:
Bereiten Sie eine Essenzen-Mischung wie für die innerliche Einnahme vor.
Verrühren Sie die für die Anwendung benötigte Menge Creme mit 6 Tropfen der fertigen Essenzen-Mischung.

Hygiene im Institut

Peinliche Sauberkeit und Hygiene im Institut sind unabdingbare Voraussetzungen, wenn Sie frisch operierte Patienten behandeln.

In Ihren Behandlungsräumen darf auf keinen Fall ein Teppichboden liegen. Optimal zum Sauberhalten und Desinfizieren sind PVC-Böden. Lassen Sie sich bei einer Neuausstattung am besten im Fachgeschäft beraten. Wenn Sie die Wände mit Latex überstreichen lassen, können diese bei Verschmutzung abgewaschen werden. Einrichtungsgegenstände sollten sich gut reinigen lassen. Flächen, Türklinken, Telefonhörer, Lupenleuchten, Handstücke, Griffe etc. regelmäßig desinfizieren! Sorgen Sie dafür, dass die Mülleimer täglich geleert werden und desinfizieren Sie nach **jeder** Behandlung die benutzten Geräte, die Ablageflächen und Lampen.

In der Patientennachbehandlung ist Hygiene das oberste Gebot!

Tragen Sie bei der Behandlung entsprechende Berufskleidung, die kochfest ist und die Sie täglich wechseln. Straßenkleidung im Institut ist für die Kosmetikerin tabu. Tragen Sie bei der Behandlung keinen Schmuck und stecken Sie langes Haar hoch.

Straßenschuhe gehören nicht in den Behandlungsraum. Stellen Sie Einmalschuhe oder gut zu reinigende Badeschuhe für die Patienten bereit. Achten Sie auch darauf, dass die Patienten ihre Schuhe ausziehen, bevor sie sich auf den Behandlungsstuhl setzen.

Selbstverständlich beziehen wir für jeden Patienten die Liege frisch – wir verwenden hierfür bei 95 °C waschbare Baumwollvliese. Der Patient darf ruhig zusehen, wie die Liege für ihn frisch bezogen wird. Betten Sie den Patienten so, dass er bequem auf dem Behandlungsstuhl liegt und nicht friert. Ein Spannungsgefühl in den Narben sollte nicht auftreten – eventuell eine Nackenstütze oder ein gefaltetes Handtuch unter den Kopf schieben.

Vor der Behandlung und immer, wenn die Behandlung unterbrochen werden musste (was möglichst zu vermeiden ist!), sind die Hände zu waschen und zu desinfizieren. Günstig ist es, wenn Sie mit **Einmalhandschuhen** arbeiten. Falls Wundsekret austritt oder Blutverkrustungen im Behandlungsgebiet vorliegen, sind Handschuhe ein absolutes Muss.

Praktisch sind Einmalartikel wie Wattepads, Wattestäbchen oder Einmalkanülen. Nach Gebrauch nicht herumliegen lassen, immer sofort entsorgen!

Auch Handtücher, die Sie selbst benutzen, sollten Einmalartikel sein oder nach jedem Patienten ausgetauscht werden.

Wenn Sie z. B. beim Reinigen der Haut lieber Schwämmchen verwenden, achten Sie darauf, dass diese bei 95 °C waschbar sind. Vor allem nach dem Schminken sollen alle Pinsel und Schwämmchen ausgereinigt und desinfiziert werden. Hier ist die Gefahr einer Keimübertragung besonders groß.

Ihr Institut – ein Ort zum Wohlfühlen

- *Achten Sie auf helle, ansprechende Räumlichkeiten, die gut belüftbar sind.*
- *Sorgen Sie für eine angenehme Raumtemperatur – ein frierender Patient kann sich nicht entspannen.*
- *Behandlungsliege sollte bequem sein.*
- *Entscheiden Sie sich für eine sanfte, nicht zu direkte Beleuchtung, der Patient sollte vom Licht nicht geblendet werden.*
- *Wenn Ihr Patient es als angenehm empfindet, können Sie Ihre Behandlung mit Entspannungsmusik untermalen.*

Testfragen

93. Was kann die Kosmetikerin tun, um in ihrem Institut für gute hygienische Bedingungen zu sorgen?

94. Welche Punkte sollte die Kosmetikerin bei ihrer persönlichen Hygiene beachten?

Auflösung der Testfragen ab S. 134

Die verschiedenen Eingriffe

Die wenigsten Patienten sind nach einer Schönheitsoperation in Hochstimmung. Rechnen Sie mit vielen Fragen, Ängsten und auch mal mit einem seelischen Tief. Wichtig ist, dass Sie sich dem Patienten ruhig, freundlich und absolut selbstverständlich nähern, sodass er schnell Vertrauen zu Ihnen fassen kann.

Nachdem Sie den Patienten bequem auf die Liege gebettet und sich die Hände desinfiziert haben, sehen Sie sich das Operationsgebiet, besonders die Narben, genau an. Fragen Sie, was der Arzt gemacht hat, wie das Hautgefühl ist, ob es irgendwelche Probleme gibt und wie die letzte kosmetische Behandlung vertragen wurde. Auf diese Weise erfahren Sie alles, was Sie für Ihre Behandlung wissen müssen, und der Patient ist froh, über seine Probleme und Ängste reden zu können.

Nach jeder Schönheitsoperation gibt es bestimmte Dinge, die in der Nachbehandlung berücksichtigt werden müssen. Im Folgenden erfahren Sie, was Sie bei welchem Eingriff beachten müssen und welche kosmetischen Behandlungen günstig sind.

Lidkorrekturen

Vorbehandlung

Sind Korrekturen am Augenoberlid oder -unterlid geplant, ist es sehr günstig, die Haut mit manueller Lymphdrainage vorzubereiten. Am besten beginnt man etwa 4 Wochen vor dem Operationstermin und behandelt zwei- bis dreimal pro Woche.

Eine Woche vor dem Eingriff erfolgt die Tiefenreinigung der Haut und eventuell ein Enzym-Peeling.

Möchte sich die Kundin die Wimpern und Augenbrauen färben lassen, ist das bis 2 Wochen vor der Operation möglich.

Nachbehandlung

Die Naht wird nach der Lidkorrektur mit einem Pflaster abgedeckt, das nach 2 Tagen entfernt wird. Zur Narbenpflege eignet sich Bepanthen Augensalbe. Die Fäden werden am 4. bzw. 5. Tag gezogen.

2 Tage nach einer Oberlid- oder Unterlidoperation können Sie mit **manueller Lymphdrainage** (Gesicht und Hals) beginnen. Wir kombinieren die Lymphdrainage gerne mit **Kälteanwendungen** (Ice Waves). Es ist vorteilhaft, wenn Sie täglich oder sogar mehrmals täglich behandeln. Bitte beachten Sie bei der Lymphdrainage folgende Punkte:

- Mit sanftem Druck von innen nach außen und unten arbeiten.
- Gesicht und Hals in die Schlüsselbeingrube ablymphen.
- Haut nicht ziehen oder zerren.
- Die Behandlungsdauer beträgt etwa eine halbe Stunde.
- An Tagen, an denen die Fäden entfernt werden, mit äußerster Vorsicht und Sorgfalt arbeiten!

Beratung

Es dauert etwa eine Woche, bis sich die Blutergüsse und Schwellungen um die Augen zurückgebildet haben. Bis es soweit ist, können die blauen Augen hinter einer Sonnenbrille versteckt werden.

Wie geht's zu Hause weiter? Bevor der Patient entlassen wird, geben wir ihm Tipps für die Heimpflege und für die weitere kosmetische Behandlung am Heimatort (s.u.).

Eine Schönheitsoperation ersetzt nicht die Hautpflege. Gerade nach einem operativen Eingriff sind konsequente Hautpflege und Prophylaxe enorm wichtig! Unverzichtbar sind auch ein wirksamer Sonnenschutz und vor allem beim Wintersport ein effektiver Kälteschutz der Haut.

4 Wochen nach einer Augenlidoperation darf der Patient **Sportarten** wie Schwimmen, Radfahren und Golfspielen wieder aufnehmen.

Tipps für die Heimpflege nach Lidkorrektur und Face-Lifting:

- Die Haut morgens und abends gründlich reinigen.
- Pflegecreme leicht einmassieren – dabei die Haut nicht ziehen oder zerren.
- Dekolleté vom Brustansatz nach oben außen eincremen. Den Hals von unten nach oben vorsichtig eincremen.
- Zweimal wöchentlich eine Feuchtigkeitsmaske auftragen.
- Bei Schwellungen helfen kühle Eispads.
- Keine direkte Sonneneinstrahlung!
- Beim Haarewaschen darauf achten, dass die Narben nicht eingeweicht werden. Nur mit kalter bis lauwarmer Luft föhnen. Beim Bürsten nicht zu sehr an den Haaren ziehen.
- Nach 3 Monaten mit leichter Gesichtsgymnastik beginnen.

Tipps für die Institutsbehandlung nach Augenlidkorrekturen und Face-Lifting:

- 3 Monate lang keine Vapozone-Anwendungen. Eventuell kurz warme Kompressen auf das Gesicht auflegen.
- Keine klassische kosmetische Massage in den ersten 3 Monaten nach der Operation! Stattdessen zweimal wöchentlich manuelle Lymphdrainage anbieten.
- Den Kunden immer mit etwas erhöhtem Oberkörper lagern, evtl. eine Nackenrolle benutzen.
- Keine Wärmeanwendungen!
- Besser ist es, nach gründlicher Hautreinigung *Kollagenvliese* aufzulegen und diese 30 Minuten lang einwirken zu lassen. Anschließend Tages- oder Nachtcreme auftragen. Die Vliese verbes-

sern den Feuchtigkeitsgehalt der Haut, wirken leicht kühlend und verbessern die Elastizität.
- Sehr empfehlenswert ist auch die Cold Mask von thalgo (s. S. 112), am besten als Kurbehandlung von 10 Anwendungen (2 Behandlungen wöchentlich).
- Falls die Haut gereizt und nervös ist, eignet sich auch eine Spezialbehandlung mit beruhigenden ätherischen Ölen (z. B. thalgOrom)
- Augenbrauen und Wimpern dürfen 4 Wochen nach einer Oberlidkorrektur wieder gefärbt werden. Darauf achten, dass die Narbe am Oberlid gut abgedeckt ist und dass beim Entfernen der Wimpern- bzw. Augenbrauenfarbe keine Farbreste an die Narbe gelangen.
- Nach einer Unterlidkorrektur dürfen die Wimpern erst nach 2 Monaten wieder gefärbt werden.
- 6 Monate nach der Operation sind wieder alle klassischen kosmetischen Behandlungsmethoden bei der Kundin im Institut möglich wie z. B. Massage, Vapozone, Gesichtsmodellagen, Anti-Aging-Behandlungen. Die Haut muss nun regelmäßig gepflegt werden.

Nasenkorrekturen

Vorbehandlung

Eine Woche vor der Operation empfiehlt sich die **Tiefenreinigung** der Haut, das Peelen mit Enzym-Peelings oder mit feinen, abgerundeten Schleifkörnchen. Gerade bei einer geplanten Nasenkorrektur ist es sehr sinnvoll, die Nase von allen Unreinheiten zu befreien, weil dies nach der Operation für die Dauer von 6 Monaten nicht mehr geschehen sollte.

Außerdem ist es sinnvoll, das Gewebe durch manuelle Lymphdrainage zu entschlacken. Am besten beginnt man 4 Wochen vor der Operation und behandelt zwei- bis dreimal wöchentlich.

Augenbrauen- und Wimpernfärben sind bis 2 Wochen vor der Operation erlaubt.

Nachbehandlung

Wie bei jeder Operation kontrollieren wir auch nach Nasenkorrekturen das Operationsgebiet sorgfältig, ehe wir mit der kosmetischen Behandlung anfangen.

Nach einer Nasenkorrektur beginnen wir ca. 6 Tage nach der Operation mit der **manuellen Lymphdrainage.** Hierbei ist zu beachten, dass die Lymphdrainage nur im Hals- und Wangenbereich stattfindet.

Auf keinen Fall darf auf der Nase gearbeitet werden, da sich die frisch operierte Nase sonst verformen könnte!

Nach der manuellen Lymphdrainage, die eine halbe Stunde dauert, kühlen wir das Gewebe mit Ice Waves, was der Patient als sehr angenehm empfindet. Auch hier unbedingt darauf achten, dass die Nase ausgespart werden muss. Die manuelle Lymphdrainage sollte täglich stattfinden, am besten über einen Zeitraum von 8 bis 10 Tagen. Günstig ist es, wenn der Patient nach der Behandlung eine Nachruhe von etwa 10 Minuten einhalten kann.

Nachdem der Arzt den Nasengips entfernt hat – was etwa nach 6 bis 8 Tagen geschieht – beginnen wir vorsichtig mit der **Reinigung** und **Pflege** der Haut. Die Nase und das umliegende Gewebe sind sehr empfindlich, deshalb ist äußerste Sorgfalt geboten.

Wir reinigen die Haut mit milder Reinigungsmilch (z. B. Soft Milk Cleanser und Soft Toner von Lancaster) und entfernen Pflaster-Rückstände mit einem Make-up-Entferner. Danach tragen wir zur Beruhigung und Durchfeuchtung der Haut eine Feuchtigkeitsmaske auf. Anschließend verwenden wir eine dem Hautzustand entsprechende Pflegecreme.

Beratung

Nach einer Nasenoperation ist es – vor allem, so lange der Gips getragen wird – wichtig, die **Haare** vom Friseur **nach hinten** waschen zu lassen. Ansonsten könnte der Gips aufweichen. Am besten mit dem Arzt absprechen, wann die Haare wieder selbst gewaschen werden dürfen.

Auch bei der **Körperpflege** gibt es einiges zu beachten. Heiße Vollbäder sind tabu, weil sonst die Durchblutung zu stark angeregt wird und die Gefahr einer Nachblutung steigt. Erlaubt sind lauwarme Duschen.

Für eine schnelle Heilung und ein optimales Operationsergebnis ist es wichtig, dass Ihr Patient seine Gesichtsmuskeln schont. Also: Keine lebhafte Mimik, keine Grimassen schneiden, nicht lachen und nicht viel reden.

Nach Nasenoperationen nur Kontaktlinsen oder Spezialbrillen tragen!

Brillenträger müssen nach einer Nasenkorrektur auf ihre übliche Brille verzichten, weil das Gestell das Nasenbein deformieren oder Dellen und Einbuchtungen hervorrufen könnte. Deshalb empfehlen wir Kontaktlinsen oder eine Spezialbrille (Stirnreifbrille) vom Optiker. Unser Optiker ist spezialisiert und für die Bedürfnisse unserer Patienten bestens ausgerüstet.

Nasenpatienten müssen aufpassen, dass sie in den ersten Monaten nach dem Eingriff z. B. beim Sport, durch Kinder oder Haustiere keine Schläge auf die Nase abbekommen. 6 Wochen nach dem Eingriff sind leichte **Sportarten** (Schwimmen, Radfahren, Golf) möglich, Ballsport ist erst nach 6 Monaten wieder erlaubt.

> ***Tipps für die Heimpflege nach Nasenoperationen:***
>
> ● *Die Nase auf keinen Fall reiben, drücken oder massieren. Mit äußerster Vorsicht reinigen und eincremen. Keine Mitesser ausdrücken! Nach ca. 4 Wochen eine Reinigungsmaske auftragen, die abgestorbene Hautschüppchen löst und tiefenreinigend wirkt. Evtl. der Kundin im Institut zeigen, wie man eine solche Reinigungsmaske anwendet.*
> ● *Da die Haut unmittelbar nach der Nasenoperation kaum gepflegt werden kann, ist sie nach einer Woche meist rau, und es lösen sich Hautschüppchen ab. Eine Feuchtigkeits- oder Crememaske, zweimal wöchentlich aufgetragen, schafft Abhilfe.*
> ● *3 Monate lang auf direkte Sonneneinstrahlung verzichten!*

- *Durchblutungsfördernde Maßnahmen sind in den ersten 3 Monaten nach der Operation verboten.*
- *Kein Vapozone, keine klassischen Massagen.*
- *Die Nase 6 Monate lang nicht ausreinigen.*
- *Die Nase nicht mit dem Frimator behandeln.*
- *Masken nicht unter der Wärmelampe einwirken lassen.*
- *Wenn die Kundin aus der Klinik entlassen ist und ins Institut kommt, sind manuelle Lymphdrainagen über einen Zeitraum von 4 Wochen empfehlenswert.*
- *Auch eine leichte Nervenbahnmassage ist erlaubt.*
- *Warme Kompressen auf den Wangen sind möglich, emzymhaltige Peelings erlaubt.*
- *Kollagenvliese und Cold Masken dürfen angewandt werden – auch auf der Nase.*

Lippenvergrößerung

Vorbehandlung

Günstig ist es, wenn die Haut wie vor einer Lidoperation (s. S. 121) oder einem Face-Lifting (s. u.) vorbereitet wird. Schon vor der Operation darauf achten, dass die Lippenhaut geschmeidig gehalten wird.

Nachbehandlung

Streichen Sie die Lippen mit den vom Arzt verordneten Pflegeprodukten ein. 3 Tage nach der Operation beginnen wir mit der Nachbehandlung: Günstig sind manuelle Lymphdrainagen im Gesicht und am Hals, anschließend kühlen wir mit Ice Waves.

Beratung

Konsequente Lippenpflege ist ganz wichtig. Der Patient muss darauf achten, dass die Lippenhaut nach der Operation nicht austrocknet.

Kinnimplantate, Wangenkorrektur, Ohranlegung

Nachbehandlung

Bei all diesen Operationen ist **absolute Vorsicht** geboten! Wenn das Implantat vom Körper noch nicht richtig angenommen ist, besteht die Gefahr, dass es durch kosmetische Maßnahmen verschoben wird!
Falls starke Schwellungen vorhanden sind, ist es in der Akutphase möglich, durch manuelle Lymphdrainage eine Entlastung zu begünstigen. Allerdings darf **nur am Hals** gearbeitet werden.
Nach **3 Monaten** ist eine kosmetische Behandlung – die immer noch größter Vorsicht bedarf – wieder möglich. Die klassische Gesichtsbehandlung mit Vapozone, Tiefenreinigung und Massage ist erlaubt, wenn man unbedingt die **Operationsbezirke auslässt.** Also: Bei Kinnimplantaten erst nach 6 Monaten wieder ausreinigen und massieren, bei Ohranlegung nach 6 Monaten Massagegriffe am Ohr anwenden, bei Wangenaufbau erst nach einem halben Jahr wieder im Wangenbereich massieren.

Beratung

Auch nach den genannten Eingriffen gilt das Sonnenverbot über 3 Monate hinweg – den Patienten unbedingt darauf hinweisen.

Face-Lifting

Vorbehandlung

Sie können die Haut Ihres Kunden optimal auf den Eingriff vorbereiten, wenn Sie ungefähr 4 Wochen vor dem Operationstermin beginnen, das Gewebe durch regelmäßige **manuelle Lymphdrainagen** zu entstauen und zu entschlacken. Behandeln Sie zwei- bis dreimal pro Woche. Günstig ist eine **Tiefenreinigung** oder ein **Enzympeeling** eine Woche vor der Operation. Auch **Feuchtigkeitsmasken** bereiten die Haut auf den Eingriff vor.

Wimpern- und Augenbrauenfärben sind bis 1 Woche vor dem Face-Lifting möglich, Haarefärben oder -tönen und Dauerwelle ist bis 2 Wochen vor dem Eingriff erlaubt.

Nachbehandlung

Die Nachbehandlung gestalten wir individuell je nach Heilungsverlauf. Folgende Angaben können daher nur als Richtwerte dienen.

Etwa 4 Tage nach dem Face-Lifting beginnen wir mit täglichen **manuellen Lymphdrainagen** und **Kältebehandlungen** mit Ice Waves. Günstig ist es, wenn mehrmals täglich behandelt werden kann. Gehen Sie bei der Lymphdrainage äußerst vorsichtig vor und achten Sie darauf, dass die Haut nicht gezogen und gezerrt wird. Besondere Sorgfalt ist an dem Tag angebracht, an dem die Fäden entfernt werden (etwa nach 10 Tagen). Für die manuelle Lymphdrainage veranschlagen wir etwa eine halbe Stunde.

Beratung

Gewisse Schwellungen sind auch noch zu sehen, nachdem die Fäden entfernt sind. Deshalb empfiehlt der Arzt dem Patienten schon beim ersten Informationsgespräch, sich für ein Face-Lifting mindestens 3 Wochen Zeit zu nehmen. Bis das optimale Operationsergebnis zu sehen ist, vergehen nämlich einige Wochen.

Eine Erwärmung des Operationsgebiets durch Sonne oder Sauna kann zu unerwünschten Rötungen und Hautveränderungen führen.

6 Monate lang auf Sonnenbäder und Sauna verzichten!

Die **Ohren** sind nach einem Face-Lifting sehr empfindlich und müssen geschont werden: Brillenträger sollten die Brille nicht auf die Ohren setzen, weil es sonst zu Infektionen kommen könnte. Keine engen Pullover oder T-Shirts über den Kopf ziehen, das würde die Ohren zu sehr strapazieren! Günstig ist es, wenn der Patient während der ersten 4 Wochen nachts noch einen Verband trägt, der die Ohren schützt.

Nach einem Face-Lifting tritt im Ohr- und Wangenbereich oft ein **Taubheitsgefühl** auf, das bis zu einem halben Jahr andauern kann. Weisen Sie Ihren Patienten darauf hin und beruhigen Sie ihn. Geduld ist auch in diesem Fall wichtig. Leichte **Sportarten** wie Schwimmen, Radfahren und Golf sind etwa 4 Wochen nach dem Eingriff wieder erlaubt. Auf gefährliche Sportarten wie Tennis, Squash etc. muss der Patient 6 Monate lang verzichten.

Die meisten Patienten sind nach 3 Wochen wieder arbeitsfähig. Haarefärben ist frühestens 4 Wochen nach einem Face-Lifting wieder erlaubt.

Erklären Sie Ihrem Patienten, dass auch ein Lifting eine konsequente Hautpflege nicht ersetzt. Gerade nach einer Schönheitsoperation sind Pflege und Prophylaxe äußerst wichtig, um das gute Operationsergebnis möglichst lange zu erhalten. Auf S. 122 haben wir zusammengestellt, wie der Patient sich zu Hause selbst pflegen kann und welche Maßnahmen im Kosmetikinstitut am Heimatort möglich sind.

Günstig ist es, wenn der Patient 4 Wochen nach der Operation zusätzlich zur üblichen Hautpflege eine medizinische Intensivkosmetik anwendet (z. B. Kosmetikserie ULTRA FACE, s. S. 90 ff.). 6 Monate nach dem Face-Lifting darf die Kosmetikerin **Modellagen-Masken** an Gesicht, Hals und Dekolleté anwenden, die dank des Mineraliengehalts und des speziellen Wärmefaktors ein besseres Eindringen von Wirkstoffen ermöglichen (Ampullenpräparate mit Vitamin A und E, Kaviarextrakte, Regenerationswirkstoffe). Modellagen-Masken beugen der Erschlaffung des Hautgewebes vor und wirken hervorragend faltenglättend. Das Behandlungsergebnis ist sofort sichtbar. Die Wirkung wird noch verstärkt, wenn man vor der Modellage eine manuelle Lymphdrainage durchführt.

Haartransplantation

Vor und nach Haartransplantationen ist keine spezielle kosmetische Behandlung erforderlich. Vor der Transplantation sollte der Patient sein Haar möglichst lang wachsen lassen, damit die Entnahmestelle gut durch das Resthaar bedeckt werden kann.

Ein Verband wird in der Regel nicht angelegt. 3 Tage nach dem Eingriff darf der Patient die Haare zum ersten Mal wieder waschen. Voll gesellschaftsfähig ist der Patient nach etwa 7 bis 14 Tagen, wenn die Krusten abgefallen sind.

Beratung

Sport darf der Patient nach einer Woche wieder ausüben, Leistungstraining und Kraftsportarten nach 2 Wochen. Saunabesuche sind ab der 3. Woche erlaubt. Eine direkte Sonneneinwirkung von 10 bis 20 Minuten täglich kann den Heilungsverlauf fördern. Hält sich der Patient länger in der Sonne auf, sollte er eine Mütze aufsetzen. Meerwasser unterstützt den Heilungsverlauf, da sich die Krusten schneller und besser lösen. Ein Urlaub am Meer kann 2 bis 3 Tage nach der Transplantation angetreten werden.

Ein Toupet darf ab dem 2. postoperativen Tag getragen werden. Allerdings darf im Transplantationsgebiet kein Kleber verwendet werden und Druckpunkte müssen unbedingt vermieden werden. Das Toupet möglichst oft – vor allem nachts – abnehmen, damit die Haut atmen kann. Unter dem Toupet kann es durch den Wärmestau zu einer verlängerten Hautrötung kommen, was das Haarwachstum nicht beeinträchtigt. Wird das Toupet jedoch über längere Zeit weitergetragen, werden die Haare wieder geschwächt.

Bruststraffung, Brustverkleinerung, Brustaufbau

Vorbehandlung

Günstig ist ein Brust-Peeling oder eine Brustmodellage mit pflegenden und entschlackenden Produkten vor der Operation.

Nachbehandlung

Etwa 8 bis 12 Tage nach der Operation werden die Fäden entfernt. Die Haut sollte mit einer feuchtigkeitsspendenden und evtl. kühlenden Body-Lotion oder mit einem Körperöl gepflegt werden.

Wenn die Narben geschlossen sind (nach etwa 2 Wochen) empfehlen sich **kühlende Brustpackungen** (z. B. Cold Mask von thalgo) oder auch kühle Kompressen. Die Haut nicht ziehen oder zerren, denn meistens ist sie noch sehr druckempfindlich! Anschließend mit einer leichten Body-Lotion eincremen. Eine Brustpackung empfiehlt sich zwei- bis dreimal wöchentlich über einen Zeitraum von ca. 4 Wochen.

Günstig kann auch eine Behandlung mit **Reiz- und Pflegestrom** sein. Diese kräftigt die Brustmuskulatur und festigt das Bindegewebe. Des Weiteren fördert die Elektrobehandlung die Durchblutung und den Stoffwechsel. Diese Behandlung wird nach etwa 4 Wochen zweimal wöchentlich empfohlen. Darauf achten, dass die Intensität des Stroms sensibel überschwellig eingestellt ist!

Etwa 3 Monate nach einer Brustoperation sind Modelling-Masken günstig. Die Wärmebehandlung stärkt das Bindegewebe und erhält die natürliche Form der Büste. Gleichzeitig wird die empfindliche Haut optimal gepflegt.

Beratung

4 Wochen nach der Operation sollte ein enger BH getragen werden. Nach diesem Zeitraum ist Sport wieder möglich.

Bauchdeckenplastik

Vorbehandlung

Ist eine **Diät** geplant, sollte diese unbedingt **vor** dem Eingriff durchgeführt werden. Günstig sind Bauchmuskeltraining und Bürstenmassagen, die die Durchblutung anregen. Eine **Körper-Lymphdrainage** etwa 4 Wochen vor der Operation, dreimal wöchentlich durchgeführt, sorgt für eine optimale Entschlackung des Gewebes. Vorteilhaft ist außerdem ein **Körper-Peeling** vor der Bauchdeckenstraffung.

Nachbehandlung

Die Haut nach 8 Tagen täglich mit einem Körperöl oder einer feuchtigkeitsspendenden Body-Lotion eincremen.

4 Wochen nach der Operation kann mit der Straffung der Bauchmuskulatur mittels **Reiz-** und **Pflegestrom** begonnen werden. Hierdurch erreichen wir eine Muskelmobilisierung, eine Stärkung der Bauchmuskulatur, den Abtransport von Gewebeflüssigkeit und eine Verbesserung der Hautstruktur. Wir behandeln zwei- bis dreimal wöchentlich und wählen die Behandlungsintensität sensibel überschwellig.

Auch **manuelle Lymphdrainagen** sind während der ersten 4 Wochen nach dem Eingriff sehr günstig.

Beratung

Nach der Bauchdeckenstraffung muss der Patient eine Miederhose tragen. Wichtig ist, auf eine leichte Kost umzusteigen und auf eine aufrechte Haltung zu achten. Sport ist 8 Wochen nach dem Eingriff wieder möglich.

Oberarm- und Oberschenkelraffung

Vorbehandlung

Wie bei der Bauchdeckenplastik (s. o.). Eine geplante **Diät** unbedingt **vor** dem Eingriff durchführen, denn wenn der Patient nach dem Eingriff stark abnimmt, ist das gute Operationsergebnis gefährdet.

Nachbehandlung

Etwa 10 Tage nach der Operation beginnen wir mit der **manuellen Lymphdrainage** an den Armen bzw. Beinen, um das Gewebe zu entstauen und eine schnellere Regeneration zu unterstützen.

Auch **kühlende Behandlungen** wie Ice Waves oder FRIGI-thalgo-Wickel mit mäßiger Kompression empfindet der Patient als angenehm. Günstig sind tägliche Anwendungen ca. 14 Tage nach der Operation.

Etwa 4 Wochen nach der Raffung empfehlen sich regelmäßige Algen- oder Meersalzbäder, die die Körperfunktionen anregen und so für eine allgemeine Regeneration sorgen. 2 Bäder pro Woche sind empfehlenswert.
Ihr Patient sollte das Bad etwa 20 Minuten genießen und dann – in weiche Tücher gehüllt – eine Nachruhe von 20 Minuten einhalten. Anschließend eine Body-Lotion sanft in die Haut einmassieren.

Beratung

Der Patient sollte jeden Tag ein **Körperöl** oder eine **Body-Lotion** (entwässernd und entschlackend) in die operierten Hautareale einmassieren. Zeigen Sie ihm, wie er es richtig macht: Es sollte immer in Lymphabflussrichtung gearbeitet werden.

Etwa 2 Wochen nach einer Raffungsoperation kann der Patient mit täglicher straffender **Gymnastik** beginnen. Allerdings darf das Gewebe dabei nicht überdehnt werden. Günstig ist es auch, ausreichend Bewegung – möglichst an der frischen Luft – in den Alltag einzubauen. Also: Nicht alle Besorgungen mit dem Auto erledigen, ruhig auch mal zu Fuß gehen, Treppen steigen statt Aufzug benutzen usw.

Sonneneinstrahlung sollte in den ersten 4 Wochen nach der Operation **vermieden** werden.

Venenchirurgie

Nachbehandlung

In der Akutphase nach der Operation führen wir keine kosmetischen Behandlungen durch. Etwa 4 Wochen nach dem Eingriff kann mit einer **Bein-Lymphdrainage** begonnen werden – jedoch unbedingt vorher mit dem behandelnden Arzt absprechen! Günstig sind **Kältewickel** und adstringierende Präparate.

Besenreiser, Operationsnarben oder erweiterte Venen können mit **Camouflage** abgedeckt werden. Die Anwendung erfolgt wie im Gesicht (s. S. 113 f.). Achten Sie auf eine wisch- und wasserfeste Camouflage, damit es auf der Kleidung keinen Abrieb gibt.

Beratung

Der Patient sollte Stützstrümpfe tragen und die Beine zur Entstauung möglichst oft hoch lagern. Bewegung ist prinzipiell gut, Sportarten wie Tennis, Squash oder Aerobic müssen jedoch mit dem behandelnden Arzt abgesprochen werden. Machen Sie den Patienten darauf aufmerksam, dass Sonnenbäder, Sauna und heiße Bäder verboten sind, weil sie die Venen erweitern. Massagen und Bürstenmassagen sind ebenfalls ungünstig.

Laserbehandlung und Dermabrasion

Vorbehandlung

Etwa 4 Wochen vor dem geplanten Eingriff sollte der Patient keine Sonnenbäder mehr nehmen und mindestens 8 Tage vor der Operation auf Nikotin und Alkohol verzichten.

Die **manuelle Lymphdrainage** eignet sich hervorragend, um die Haut auf die Laserbehandlung bzw. Dermabrasion vorzubereiten. Am besten 4 Wochen vor dem Eingriff beginnen und zweimal wöchentlich behandeln.

Wichtig ist die Tiefenreinigung der Haut.

2 Wochen vor dem Operationstermin empfiehlt sich ein mildes Enzym-Peeling, und etwa eine Woche vor dem Eingriff sollte die Haut mit Vapozone vorbehandelt und anschließend gründlich ausgereinigt werden.

Nachbehandlung

Kontrollieren Sie die gelaserte oder geschliffene Haut täglich. Nach dem Eingriff führen wir jeden Tag manuelle **Lymphdrainagen** an Hals und Dekolleté durch, lassen die operierten Hautbezirke jedoch zunächst aus und drainieren dort erst, wenn sie vollständig epithelisiert sind. Arbeiten Sie mit Einmalhandschuhen – vor allem dann, wenn noch Wundsekret austritt.

Auch das **Kühlen** mit Ice Waves empfinden die Patienten als sehr angenehm, allerdings nur auf der gesunden Haut.

Keine Kälteanwendung auf gelaserter oder dermabradierter Haut!

Etwa 10 Tage nach der Operation ist Make-up, am besten **Camouflage,** möglich. Unter die Camouflage tragen wir gerne einen Sunblocker oder ein Sauerstoffprodukt auf.

Falls es für Pflege bzw. Camouflage noch zu früh ist, merkt das der Patient sehr schnell an einem Jucken, Brennen oder Kribbeln der betreffenden Hautareale. Das ist nicht weiter schlimm: Entfernen Sie das Produkt vorsichtig mit Reinigungsmilch, Vaseline oder Bepanthen und versuchen Sie 2 Tage später die Anwendung der Pflegeprodukte erneut.

Etwa 10 Tage nach dem Eingriff beginnen wir, **Kollagenvliese** zur Durchfeuchtung und Stabilisierung der Haut aufzulegen. Diese Vliese legen wir über das gesamte Gesicht, Hals und Dekolleté (nach ca. 14 Tagen auch auf die gelaserte Haut).

Beratung

Um Pigmentverschiebungen zu vermeiden, muss der Patient nach einer Laserbehandlung oder Dermabrasion für konsequenten Lichtschutz sorgen: Deshalb etwa ab dem 10. postoperativen Tag und dann 3 Monate lang täglich einen **Sunblocker** auftragen.
Sport kommt 4 Wochen nach dem Eingriff wieder infrage.
Da die Haut nach dem Abschleifen bzw. nach einer Laserbehandlung sehr sensibel ist, muss sie sorgfältig gepflegt werden. Im Folgenden haben wir Tipps für die Heimpflege und die Institutsbehandlung zusammengestellt.

Tipps für die Heimpflege nach Dermabrasion oder Laserbehandlung:

- *Die Haut sanft mit einer milden Reinigungsmilch reinigen. Die Haut ist noch sehr empfindlich und bedarf sorgfältiger Pflege.*
- *Die Haut nach 10 Tagen mit Aloe-vera-Gel oder einem Sauerstoffprodukt (z. B. von Lancaster) pflegen.*
- *Über einen Zeitraum von 3 Monaten täglich Sunblocker auf die gelaserte bzw. geschliffene Haut auftragen.*
- *4 Wochen nach der Operation darf die Pflegecreme ULTRA FACE (s. S. 90 f.) verwendet werden.*
- *Kollagenvliese oder Feuchtigkeitsmasken (zweimal wöchentlich) tun der Haut gut.*
- *Beim Haarewaschen darauf achten, dass die behandelte Haut kein Shampoo abbekommt.*

- *Große Temperaturschwankungen meiden, da die Haut darauf sehr sensibel reagiert.*

Tipps für die Institutsbehandlung nach Dermabrasion oder Lasertherapie:

- *Kein Vapozone in den ersten 3 Monaten.*
- *Peelings sind 6 Monate lang verboten.*
- *Keine Massage, keine klassischen Behandlungen in den ersten 3 Monaten.*
- *4 Wochen nach dem Eingriff sind folgende Behandlungen möglich: Reinigen der Haut, manuelle Lymphdrainage, Feuchtigkeitspackungen und -ampullen, Kollagenvliese, Aloevera-Gel und natürlich Make-up bzw. Camouflage.*
- *Ein halbes Jahr nach der Dermabrasion/Lasertherapie sind alle kosmetischen Behandlungen wieder erlaubt; auch Peelings, wobei hier ein Enzym-Peeling einem Rubbel-Peeling vorzuziehen ist.*
- *Auch nach dem Lasern/der Dermabrasion ist die Hautpflege das A und O zur Erhaltung des guten Hautergebnisses und zur Prophylaxe. Erinnern Sie Ihre Kunden daran, wie wichtig Licht- und Kälteschutz für die Haut ist. Empfehlen Sie Masken, Kollagenvliese – auch für zu Hause – und eine Anti-Falten-Pflege z. B. mit Vitamin-A-Präparaten. Auch die Gesichtsgymnastik verhindert schnelle Faltenbildung.*

Fettabsaugung

Vorbehandlung

Eine Liposuktion wird sehr häufig im Oberschenkel- und Gesäßbereich gewünscht. Um das Gewebe optimal auf den Eingriff vorzubereiten, sind Bein-Lymphdrainagen – 4 Wochen vor der Operation, zweimal wöchentlich – sehr empfehlenswert. Auch eine Vorbehandlung mit entstauenden Kältewickeln (z. B. von thalgo) und einem Peeling sind günstig.
5 Tage vor der Operation sollten die Beine enthaart werden.

Nachbehandlung

Nachdem die kleinen Närbchen geschlossen sind, ist die Bein-Lymphdrainage ein Muss (dreimal pro Woche behandeln).

Je nach Heilungsverlauf beginnen wir etwa 1 bis 2 Wochen nach der Operation mit Kältewickeln, die entstauende Wirkstoffe enthalten (z. B. von thalgo). Zur Entstauungsbehandlung der Beine, aber auch im Bauch- und Hüftbereich verwenden wir gerne FRIGI thalgo. Dank seiner gefäßzusammenziehenden Wirkung lindert FRIGI thalgo schwere Beine und wirkt auf Ödeme. Empfehlenswert ist eine Kur mit 12 Anwendungen mit 2 bis 3 Behandlungen pro Woche. Natürlich achten wir auch hier auf den individuellen Heilungsverlauf.

Behandlungsablauf:

- *Plasmalg Gel (ein hundertprozentiger Algenabsud aus mikropulverisierten Algen, der die Mikrozirkulation anregt) auf die zu behandelnden Stellen auftragen und vorsichtig einstreichen.*
- *Die Bandagen gut mit kaltem Wasser tränken und auswringen.*
- *FRIGI thalgo mit Wasser mischen (Herstellerhinweis beachten). Die Bandagen mit dieser Lotion von innen heraus durchtränken.*
- *Die Bandagen von unten nach oben ohne festen Druck wickeln. Die Bandagen niemals zudecken!*
- *30 bis 35 Minuten einwirken lassen.*
- *Danach die Bandagen abnehmen und ein Anti-Cellulite-Gel auftragen.*

Günstig ist auch die **Slimline-Figur-Behandlung**, die einen Muskelaufbau und -mobilisierung, den Abtransport von Gewebsflüssigkeit und eine Verbesserung der Hautstruktur bewirkt und den Stoffwechsel fördert. Die Intensität wählen wir sensibel überschwellig.

4 Wochen nach dem Eingriff sind **Algen**- oder **Meersalzbäder** günstig, die die Körperfunktionen anregen und die allgemeine Regeneration unterstützen.

Beratung

Nach der Fettabsaugung sollte der Patient über ca. 4 Wochen eine **Miederhose** tragen und die Haut täglich mit Body-Lotion (z. B. ULTRA FACE), pflegenden Körperölen oder einem Cellulite-Gel einreiben (Algenwirkstoffe).

Etwa 2 Wochen nach dem Eingriff kann der Patient mit muskelkräftigender **Gymnastik** beginnen. Günstig sind auch Radfahren und Treppensteigen.

Wer eine Liposuktion hinter sich hat, sollte unbedingt auf eine gesunde und **vollwertige Ernährung** achten, die viel frisches Obst und Gemüse und Vollkornprodukte und wenig Fleisch enthält. Immer für ausreichend Bewegung sorgen!

Peelings

Nachbehandlung

Nach Peelings führen wir eine Nachbehandlung wie nach einer Lasertherapie bzw. Dermabrasion durch (s. S. 128 f.).

Camouflage ist etwa 2 Wochen nach dem Eingriff möglich. Auf Enzym-Peelings und Körnchen-Peelings verzichten.

Beratung

Machen Sie Ihrem Patienten klar, wie wichtig gerade jetzt Lichtschutz für die Haut ist: Sonnenbäder sind in den nächsten 3 Monaten tabu. Sunblocker verwenden!

Testfragen

95. Eine Woche vor einer geplanten Oberlidkorrektur kommt eine Kundin zur Gesichtsbehandlung in Ihr Institut. Sie möchte sich zusätzlich Wimpern und Augenbrauen färben lassen. Was raten Sie ihr?

96. Wann dürfen Sie nach einer Lidkorrektur mit manueller Lymphdrainage (Gesicht und Hals) beginnen?

97. Wie lange dauert es etwa, bis sich nach einer Lidkorrektur Blutergüsse und Schwellungen um die Augen zurückgebildet haben?

98. Welche Tipps für die Heimpflege geben Sie einer Patientin nach Lidkorrektur?

99. Auf welche kosmetischen Verfahren sollten Sie in den ersten 3 Monaten nach einer Lidkorrektur verzichten?

100. Bei Ihrer Kundin wurde eine Unterlidkorrektur vorgenommen. Nach welchem Zeitraum dürfen Sie Wimpern und Augenbrauen färben?

101. Warum ist die Tiefenreinigung der Haut vor einer Nasenkorrektur so wichtig?

102. Welche Behandlung eignet sich am besten, um vor einer Schönheitsoperation im Gesicht das Gewebe zu entschlacken und zu entstauen? Wann beginnen Sie mit der Behandlung, wie oft behandeln Sie?

103. Bei einer Patientin wurde eine Nasenkorrektur durchgeführt. Was ist zu beachten, wenn Sie nach der Operation mit manueller Lymphdrainage beginnen?

104. Worauf ist beim Haarewaschen nach einer Nasenkorrektur zu achten?

105. Was raten Sie einer lebhaften Kundin mit ausdrucksvoller Mimik und Gestik nach einer Schönheitsoperation im Gesicht?

106. Warum müssen Brillenträger nach einer Nasenkorrektur auf ihr übliches Brillengestell verzichten?

107. Wann dürfen Sie nach einer Nasenkorrektur die Haut auf der Nase wieder manuell ausreinigen?

108. Welche kosmetischen Behandlungen sind in den ersten 3 Monaten nach einer Nasenkorrektur verboten?

109. Worauf sollte Ihre Kundin vor einer geplanten Lippenvergrößerung achten?

110. Ein Kunde hat ein Kinnimplantat erhalten. Wie lange müssen Sie nach der Operation mit dem manuellen Ausreinigen der Haut und mit klassischer Massage abwarten?

111. Eine Kundin hat sich abstehende Ohren operativ korrigieren lassen. Wann dürfen Sie Massagegriffe am Ohr erstmals wieder anwenden?

112. Mit welchen kosmetischen Maßnahmen lässt sich die Haut optimal auf ein Face-Lifting vorbereiten?

113. Wann dürfen Sie nach einem Face-Lifting mit manueller Lymphdrainage und Kälteanwendungen beginnen?

114. Wie lange muss eine Patientin nach einem Face-Lifting auf Sauna und Sonnenbäder verzichten? Warum?

115. Warum sollte eine Patientin nach einem Face-Lifting keine T-Shirts und Pullover mit engem Halsausschnitt tragen?

116. 4 Wochen nach einem Face-Lifting klagt eine Patientin immer noch über ein Taubheitsgefühl im Ohr- und Wangenbereich. Was sagen Sie ihr?

117. Wann darf eine Patientin nach dem Face-Lifting wieder schwimmen? Wann ist Squash erlaubt?

118. Warum ist konsequente Hautpflege nach einem Face-Lifting so wichtig?

119. Wie wirken Modellage-Masken? Wann dürfen sie nach einem Face-Lifting angewandt werden?

120. Welche vorbereitenden Maßnahmen sind vor einer ästhetischen Brustoperation geeignet?

121. Warum sind Reizstrombehandlungen nach einer Brustoperation und Bauchdeckenplastik günstig?

122. Wann darf eine Patientin nach einer Bauchdeckenplastik wieder Sport treiben?

123. Welche kosmetischen Verfahren kommen nach einer Venenoperation infrage? Wann dürfen Sie damit beginnen?

124. Warum sollte ein Venenpatient auf Saunabesuche verzichten?

125. Ihre Kundin möchte sich einer Laserbehandlung zur Behandlung von Gesichtsfalten unterziehen. Was ist vor dem Eingriff günstig?

126. Was ist zu beachten, wenn Sie bei Patienten nach Laserbehandlung oder Dermabrasion manuelle Lymphdrainagen durchführen?

127. Nach einer Laserbehandlung ist die Haut Ihrer Kundin noch stark gerötet. Wann dürfen Sie Camouflage anwenden?

128. Was ist nach einer Laserbehandlung/Derm-
abrasion für die Heimpflege und für die
Institutsbehandlung zu beachten?

129. Wie bereiten Sie eine Kundin auf eine Fettabsaugung im Oberschenkelbereich opti-
mal vor?

130. Mit welchen Maßnahmen tragen Sie nach
einer Liposuktion zum Heilerfolg bei?

131. Welche Maßnahmen helfen, das gute
Ergebnis nach einer Liposuktion möglichst
lange zu erhalten?

Auflösung der Testfragen ab S. 134

Zum Nachschlagen

Auflösung der Testfragen

1. Plastische Chirurgie = Wiederherstellungschirurgie, ästhetische Chirurgie = Schönheitschirurgie.
Plastische Chirurgen bemühen sich um die
Wiederherstellung von Funktionen und Formen (z. B. Behandlung von Fingeramputa-
tionen oder Verbrennungen), wobei das
Ergebnis nicht in jedem Fall ästhetisch perfekt ist.
In der Schönheitschirurgie werden dagegen
ästhetische Mängel behoben, unter denen
der Betroffene leidet.

2. Zu den Altersmerkmalen der Haut zählen:
   * Rückbildung der Oberhaut,
   * Schwund der Lederhautleisten,
   * Vernetzung der elastischen Gewebefa-
sern durch kollagene Fasern,
   * Reduzierung der Talg- und Schweißdrü-
senfunktion,
   * Pigmentanomalien.

3. Bei uns in Deutschland sind Schönheitsoperationen ein Thema, über das Patienten
nicht gerne sprechen. Viele verheimlichen
z. B. eine Lidkorrektur oder ein Face-Lifting,
sodass bei uns die Mund-zu-Mund-Propaganda für empfehlenswerte Operateure
nicht so gut funktioniert wie in Amerika.
Ärztekammern und chirurgische Fachgesellschaften geben zwar Adresslisten von plastischen Chirurgen heraus, sie dürfen aber keine Empfehlungen aussprechen.
Oft informiert sich ein Patient, der eine
Schönheitsoperation erwägt, in den
Medien oder wendet sich an seinen Friseur
oder an seine Kosmetikerin.

4. Gar nicht. Eine Schönheitsoperation stellt
keine medizinische Notwendigkeit daher,
deshalb darf der Arzt den Patienten auch
nicht krankschreiben. Wichtig ist, dass der
Patient ausreichend Urlaub nach dem Eingriff einplant.

5. Jede Operation – auch eine Schönheitsoperation – ist mit einem gewissen Risiko verbunden. Folgende Komplikationen sind u.a.
Möglich:
Nachblutungen, Blutergüsse, Infektionen,
Wundheilungsstörungen, Venenthrombosen und Embolien, Gefühlsstörungen und
extrem selten Muskellähmungen durch Ner-
venverletzung.

6. Der Patient sollte sich vor dem Eingriff
einen genauen Kostenvoranschlag geben
lassen. Darin können folgende Posten enthalten sein:
Arzthonorar, Assistenz, Narkose, Operationspauschale, Klinikaufenthalt.
Implantate und teure Medikamente bzw.
Präparate können gesondert berechnet werden.

7. Die Krankenkassen übernehmen die
Kosten, wenn eine Operation medizinisch
indiziert ist, z. B.:
   * Lidstraffung, wenn die Lidhaut so erschlafft ist, dass die Sicht behindert wird.
   * Brustverkleinerung, wenn durch eine Riesenbrust z. B. Rückenbeschwerden oder
chronische Hautekzeme hervorgerufen
werden.
   * Ohranlegung bei Kindern. Im Einzelfall
muss der Patient die Kostenübernahme
mit der Krankenkasse klären.

8. Große Eingriffe werden in Vollnarkose
durchgeführt. Kleinere Operationen sind in
örtlicher Betäubung möglich, die bei Bedarf

mit einem starken Beruhigungsmittel (Dämmerschlaf) kombiniert wird.

9. Das mit einem Face-Lifting verbundene Risiko ist für eine Patientin mit schwerer Zuckerkrankheit (Diabetes mellitus) zu groß. Aufgrund der Stoffwechselstörung heilen Wunden bei Diabetikern schlecht, und das Infektionsrisiko ist erhöht.

10. Erwünscht ist die primäre Wundheilung, die rasch abläuft und eine unauffällige Narbe hinterlässt. Möglich ist dies bei glatten, dicht aneinander liegenden Wundrändern, die nicht infiziert sind.
Bei sekundärer Wundheilung sind die Heilungsvorgänge verzögert (z. B. weil eine Infektion vorliegt) und es tritt länger Wundsekret aus. Ist die verzögerte Wundheilung schließlich abgeschlossen, bleibt oft eine auffällige Narbe zurück, die später eventuell korrigiert werden kann.

11. Hypertrophe Narben überragen die umliegende gesunde Haut und sind oft gerötet. Sie überschreiten das ursprüngliche Operationsgebiet nicht und bilden sich nach einiger Zeit spontan zurück.
Keloide sind Bindegewebswucherungen, die von einer Narbe ausgehen, aber groteske Größe annehmen und in die umliegende gesunde Haut hineinwachsen können. Sie bilden sich nicht spontan zurück und sind schwierig zu behandeln.

12. Hautspaltlinien sind Linien der minimalen Hautspannung. Sie liegen quer zur darunter befindlichen Muskulatur.
Damit nach einer Operation unauffällige Narben zurückbleiben, muss der Chirurg den Schnitt möglichst in eine Hautspaltlinie oder parallel zu ihr setzen.

13. Bei der Oberlidkorrektur (Schlupflidoperation) entfernt der Chirurg überschüssige Haut und manchmal auch Muskel- und Fettgewebe.

14. Tränensäcke bestehen aus Fettgewebe, das mit Lymphflüssigkeit gefüllt ist.

15. Die Unterlidkorrektur, bei der teilweise mit dem Mikroskop gearbeitet wird, stellt höhere Ansprüche an das Können des Operateurs als die Oberlidkorrektur.
Wird bei der Unterlidkorrektur zu viel Haut entfernt, kann ein Hängelid resultieren. Die Unterlidkorrektur sollte nur von einem sehr erfahrenen Chirurgen vorgenommen werden.

16. In vorchristlicher Zeit wurde Dieben, Verrätern und Ehebrechern die Nase abgeschnitten. Dadurch waren die Bestraften dauerhaft stigmatisiert und wurden von der Gemeinschaft ausgeschlossen. Um diesen schwer wiegenden Makel rückgängig zu machen, versuchte man bereits vor rund 2500 Jahren, fehlende Nasen operativ zu ersetzen.

17. Folgende Nasendeformitäten können operativ korrigiert werden:
● Höcker-/Langnase,
● schiefe Nase,
● Sattelnase,
● zu breite Nase,
● deformierte Nasenspitze.

18. Bei einer Frau wird ein Winkel zwischen Oberlippe und Nasensteg von etwa 105 Grad als ästhetisch empfunden.

19. Sehr oft können die Schnitte für eine Nasenkorrektur in die Schleimhaut der Nasenvorhöfe gelegt werden, sie sind später also äußerlich nicht sichtbar.
Manchmal werden kleine Schnitte in der Gesichtshaut notwendig, z. B. an den Nasenflügeln.

20. Nach etwa einem halben Jahr ist eine operativ korrigierte Nase völlig verheilt und so stabil wie vor dem Eingriff.

21. Fremdmaterialien sind mit Nebenwirkungen und Komplikationen behaftet. Flüssigsilikon kann sich beispielsweise verhärten und die Lippen grotesk verformen (Entenschnabellippen). Biologische Implantate machen wesentlich weniger Nebenwirkun-

gen und verursachen kaum Komplikationen.

22. Ein fliehendes Kinn und zu flache Wangen polstert man häufig mit vorgeformten Silikonimplantaten auf.
Auch mit körpereigenem Knochen (der z. B. bei einer Höckernase abgetragen wurde) lässt sich ein fliehendes Kinn vergrößern.

23. Wenn Ohren abstehen, liegt das an einer Fehlentwicklung des Ohrknorpels. Hier hilft nur die operative Korrektur, Ankleben ist sinnlos.

24. Pochende Schmerzen (evtl. zusammen mit Fieber) können ein Zeichen dafür sein, dass sich das operierte Ohr infiziert hat. Diese Komplikation muss umgehend ärztlich behandelt werden, weil sonst eine Deformierung des Ohrs droht.

25. Durch Dermabrasion, Laserbehandlung, Kollageninjektion u.a. Damit kann man tiefe Nasolabialfalten korrigieren oder ausgeprägte Krähenfüße und Falten um Mund und Augen und auf der Stirn glätten. Man kann ein Face-Lifting auch mit einer Nasen- oder Lidkorrektur, mit einer Lippenvergrößerung oder mit einer Fettabsaugung (Doppelkinn) kombinieren.

26. Die Gefahr ist groß, dass die Patientin auch mit dem Ergebnis eines Face-Liftings nicht zufrieden sein wird. Eine Schönheitsoperation ist kein Mittel, schwer wiegende seelische Probleme zu lösen. Hier wäre es sinnvoller, gemeinsam mit einem Psychologen herauszufinden, wodurch die Probleme entstanden sind und wie sie bearbeitet werden können.

27. Nein, denn es hängt vom Ausmaß der Hautalterung ab, ob sanft oder radikal geliftet werden muss.
Bis zum 40. Lebensjahr reicht oft ein Stufe-1-Lifting (Mini-Lifting) mit einem kleinen Hautschnitt vor dem Ohr. Bei einer 70-Jährigen dürfte ein Stufe-3-Lifting notwendig sein, mit einem großen Schnitt oberhalb

des Ohrmuschelansatzes, dann vor dem Ohr nach unten und unterhalb des Ohrläppchens bis zum Nacken.

28. Etwa 10 bis 15 Jahre.

29. Bei der klassischen Operationsmethode war ein großer Hautschnitt von einer Schläfe zur anderen notwendig.
Beim endoskopischen Stirn-Lifting setzt man in der behaarten Kopfhaut über der Stirn mehrere kleine, senkrecht stehende Hautschnitte, die viel unauffälliger sind und rascher heilen als eine große Wunde.

30. Die androgenetische Alopezie ist die häufigste Form des Haarausfalls bei Männern. Eine Schlüsselrolle spielt hierbei das Hormon Dihydrotestosteron, das dazu führt, dass an den Schläfen, über der Stirn und im Scheitelbereich die Haare immer dünner und heller werden und schließlich ausfallen.

31. Die androgenetische Alopezie kann zwar unterschiedlich ausgeprägt sein, es fallen jedoch nie sämtliche Haare aus. Zumindest ein Haarkranz am Hinterkopf bleibt bestehen.

32. Es wird ein behaarter Hautstreifen aus dem Hinterkopfbereich entnommen, der in viele kleine Transplantate zerlegt wird.

33. Nach der Abheilungsphase können die neu implantierten Haare zunächst ausfallen. Nach wenigen Monaten wachsen sie kontinuierlich nach. Die implantierten Haare wurden aus dem Hinterkopfbereich entnommen, wo die Haarfollikel nicht wie diejenigen z. B. im Scheitelbereich androgenempfindlich sind. Das gilt auch an der Empfängerstelle. Das neu implantierte Haar fällt deshalb der androgenetischen Alopezie nicht zum Opfer.

34. Bei der Bruststraffung wird überschüssige Haut entfernt, bei der Brustverkleinerung zusätzlich Fett- und Drüsengewebe entnommen.

35. Die neue Position der Brustwarzen wird grundsätzlich im Stehen eingezeichnet. Im Liegen fließt die Brust zur Seite, was eine korrekte Bestimmung der neuen Brustwarzen-Lokalisation unmöglich macht.

36. Nach einer Brustverkleinerung ist Stillen manchmal nicht mehr möglich. Außerdem würde eine weitere Schwangerschaft, die die Brust zum Anschwellen bringt, das gute kosmetische Ergebnis einer Brustoperation gefährden.

37. Eine extrem große Brust kann ernsthafte medizinische Probleme bereiten, z. B. Wirbelsäulenbeschwerden, Muskelverspannungen, Ekzeme unterhalb der Brust. In diesem Fall besteht eine medizinische Indikation zur Brustverkleinerung, und die Krankenkasse sollte die Kosten übernehmen.

38. Wenn eine Seite zu stark ausgeprägt ist, kann die Asymmetrie durch eine einseitige Brustverkleinerung korrigiert werden. Ist dagegen eine Brust zu klein, kann ein einseitiges Implantat helfen. Denkbar sind auch zwei unterschiedlich große Implantate zur Korrektur einer Brustasymmetrie.

39. Die Brustvergrößerung mit Implantaten. Hierbei sind nur relativ kleine Schnitte in der Achsel, unterhalb des Warzenhofes oder in der Hautumschlagfalte unterhalb der Brust notwendig.

40. Aus einer Silikonhülle, die mit Silikongel, mit Sojaöl, Hydro-Gel oder Kochsalzlösung gefüllt sein kann.

41. Setzt man zur Brustvergrößerung ein Implantat ein, bildet sich um den Fremdkörper herum eine feine, weiche Kapsel. Verhärtet und verdickt sich diese Kapsel, kann es zu Beschwerden und zu Deformierungen der Brust kommen. Man spricht von einer Kapselfibrose.

42. Bei schlaffen Bauchdecken mit einem deutlichen Hautüberschuss würde eine Fettabsaugung nicht den gewünschten Erfolg bringen. Hier hilft eine operative Bauchdeckenplastik, bei der die überschüssige Haut herausgeschnitten und Fettgewebe entfernt wird.

43. Eine Bauchdeckenplastik ist ein großer, blutiger Eingriff, bei dem eine ausgedehnte Wundfläche entsteht. Wenn es bei der Operation zu großen Blutverlusten kommt, wird eine Bluttransfusion notwendig. Da Fremdblut immer ein gewisses Risiko (Infektionen!) birgt, ist es sicherer, auf Eigenblut zurückgreifen zu können.

44. Eine Schwangerschaft führt zu einer Überdehnung der Bauchdecken und macht das gute Ergebnis einer operativen Bauchdeckenplastik zunichte. Deshalb ist es besser, mit der Bauchdeckenplastik bis nach der Geburt des letzten Kindes zu warten.

45. Die Schnittführung bei einer operativen Oberschenkelraffung verläuft vom Gesäß bis in die Leisten.

46. Die Zugkraft der Haut am Oberschenkel ist sehr groß. Deshalb entstehen nach einer Oberschenkelraffung oft störende Narben.

47. Der Schnitt bei der Oberarmraffung verläuft an der Oberarminnenseite von der Achselhöhle bis zum Ellenbogengelenk.

48. Im Bereich der Narbe an der Oberarminnenseite bildet sich nach einer Oberarmraffung gerne ein Lymphstau, der durch manuelle Lymphdrainage behoben werden kann.

49. Beim Venenstripping wird das erweiterte Gefäß mit Hilfe einer Sonde herausgezogen. Bei nicht allzu ausgeprägten Varizen und bei Besenreiservarizen ist auch eine Verödungstherapie möglich. Und für Besenreiser bis zu 1 mm Durchmesser kommt eine Lasertherapie infrage.

50. Senkrecht stehende kleine Fältchen um Ober- und Unterlippe, Krähenfüße, Unterlid-Fältchen und Falten auf der Stirn können mit dem Laser geglättet werden. Mög-

lich ist auch eine Fullface-Behandlung, bei der das gesamte Gesicht gelasert wird.

51. Narben, Feuermale, Blutschwämmchen, Altersflecken und störende Sommersprossen, Besenreiser mit einem Durchmesser von bis zu 1 mm und die Couperose sind einer Laserbehandlung zugänglich. Nicht mehr erwünschte Tätowierungen kann man ebenfalls mit dem Laser entfernen.

52. Vorsicht bei Menschen, die zu hypertrophen Narben und Keloiden neigen! Menschen asiatischer Herkunft oder mit dunkler Hautfarbe sollten besser nicht gelasert werden, weil es zu nicht korrigierbaren Pigmentstörungen kommen kann.

53. Bei Patienten, die zu Herpes-Infektionen im Gesicht neigen, kann die Laserbehandlung einen erneuten Herpes-Schub provozieren. Deshalb gibt man vorbeugend ein Anti-Herpes-Medikament. Gegen mögliche bakterielle Infektionen helfen Antibiotika. Pigmentverschiebungen nach dem Lasern sind eine weitere Komplikationsmöglichkeit. Bei bekannten Pigmentierungsstörungen verordnen wir eine spezielle Depigmentierungssalbe. 3 bis 6 Monate nach dem Eingriff sollte der Patient seine Haut mit einem Sunblocker schützen.

54. Bei der Dermabrasion werden die obersten Hautschichten bei bestimmten Hautveränderungen mit Hilfe von Diamantfräsen, Bürsten oder mit Mikrokristallen abgetragen.

55. Indikationen für die Dermabrasion sind z. B. kleine Fältchen, Akne-, Unfall- und Operationsnarben, die Entfernung von Tätowierungen, übermäßige Verhornungen, bestimmte Nävi und das Rhinophym.

56. Seit es die Möglichkeit der Laserbehandlung gibt, wendet man die Dermabrasion seltener an. Beim Lasern entstehen keine Nachblutungen, weil der Laserstrahl Blutgefäße verödet. Außerdem ist die Laserbehandlung weniger schmerzhaft als die klassische Dermabrasion.

57. Weil die Gefahr von Pigmentverschiebungen besteht, sollten sich Menschen mit dunkler und olivfarbener Haut lieber keiner Dermabrasion unterziehen. Das gilt auch für Menschen mit sonnengebräunter Haut.
Veränderungen der Nackenhaut und Verbrennungsnarben sollte man ebenfalls nicht abschleifen.

59. Die Liposuktion kommt für Fettpolster infrage, die sich durch Diät und Sport nicht beeinflussen lassen. Solche Problemzonen sind bei der Frau Hüfte, Gesäß, Oberschenkel (Reithose), Knie, Unterschenkel, Fesseln, Oberarme, Kinn. Beim Mann: Kinn, Bauch, Hüfte.

59. Bei der Tumeszenz-Absaugung werden große Mengen einer Flüssigkeit in das Gewebe gespritzt, das abgesaugt werden soll. Diese Flüssigkeit besteht aus physiologischer Kochsalzlösung, einem lokalen Betäubungsmittel, einem gefäßverengenden Medikament (damit keine großen Blutergüsse entstehen) und Bikarbonat (damit die Diffusion des Betäubungsmittels und die Gewebeverträglichkeit verbessert wird). Die Tumeszenz-Lösung benötigt eine gewisse Zeit, um die Fettzellen aus dem Bindegewebe zu lösen. Danach kann das Fett mit dünnen Kanülen schmerzarm und ohne große Blutungen abgesaugt werden. Die Tumeszenz-Lokalanästhesie ist risikoärmer und besser verträglich als eine Allgemeinnarkose.

60. Für die früher verbreitete Trockenmethode war eine Vollnarkose notwendig. Man saugte das Fett mit dicken Kanülen ab. Häufige Folge waren große Blutergüsse und oft unschöne Dellen in der Haut, weil das subkutane Fettgewebe nur sehr schwer ganz gleichmäßig abzusaugen war. Die Tumeszenz-Absaugung arbeitet mit dünnen Kanülen, die nur kleine Einstiche und längst nicht so ausgedehnte Blutergüsse hinterlassen. Eine Allgemeinnarkose ist nicht notwendig. Die Tumeszenz-Lösung löst die Fettzellen aus dem Bindegewebe, sodass das Fett schonend abgesaugt werden kann. Die Tumeszenz-Absaugung bringt auch bei Patienten gute Ergebnisse, die nicht mehr jung sind, Hüftspeck bei Männern lässt sich nur auf diese Weise befriedigend absaugen. Die Haut legt sich nach der Nassabsaugung der neuen Körperkontur gut an, und in den meisten Fällen bessert sich eine Cellulite ganz wesentlich.

61. Wir empfehlen unseren Patienten, nach der Fettabsaugung mindestens eine Nacht stationär zu bleiben, damit eventuell auftretende Störungen sofort erkannt und kompetent behandelt werden können. Ganz besonders wichtig ist das, wenn große Areale (z. B. die Oberschenkel) abgesaugt werden sollen.

62. Patienten, bei denen eine Neigung zu Thrombosen und Embolien bekannt ist, saugen wir nicht ab.

63. Peeling-Methoden der Kosmetikerin: Enzym-Peelings, mechanische Peelings, Kräutertiefenschälkur, Fruchtsäure-Peelings.
Mediziner arbeiten mit hochprozentigen Fruchtsäuren, Phenol, Trichloressigsäure, Vitamin-A-Säure, Kombinations-Peelings u.a.

64. Der Erfolg eines Peelings hängt ab vom Hauttyp und Hautproblem des Patienten, von der Wahl der Peeling-Methode, von der Vorbehandlung und Vorbereitung der Haut und ganz wesentlich von der Erfahrung des Behandlers.

65. Die Glykolsäure wird am häufigsten für Fruchtsäure-Peelings verwendet. Sie ist am besten untersucht und am wirksamsten. Die Kosmetikerin arbeitet mit Fruchtsäuren in einer Konzentration bis zu 40%, der Arzt geht bis 70 oder 75%.

66. Die hypertrophe Narbe entsteht während oder kurz nach der primären Wundheilung. Sie liegt wulstartig über dem umgebenden Hautniveau, überschreitet das ursprüngliche Operations- oder Verletzungsgebiet aber nicht. Weil hypertrophe Narben sich im Lauf der Zeit spontan zurückbilden können, müssen sie vom Arzt nicht immer korrigiert werden.
Das Keloid entsteht bei verzögerter oder nach Abschluss der primären Wundheilung. Keloide sind wulstig und können ungebremst und krebsscherenartig über die ursprüngliche Narbe hinauswuchern. Die Behandlung von Keloiden ist schwierig, oft kommt es zu Rezidiven.

67. Wenn irgend möglich, legt der Chirurg die Narbe in eine Hautspannungslinie oder parallel dazu und verwendet feines, gewebeschonendes Nahtmaterial. Nach der Operation muss der Patient die Narbe nach Anweisung des Arztes pflegen und eine zu frühe Belastung der Narbe vermeiden. Sonneneinstrahlung kann zu Hyperpigmentierungen führen, deshalb einige Monate nach der Operation für konsequenten Lichtschutz sorgen.
Operationsnarben heilen besser, wenn die Haut vor dem Eingriff durch eine Lymphdrainage-Serie entstaut und entschlackt wurde.

68. Konservative Methoden zur Narbenkorrektur sind: Wundauflagen mit Silikongel, Kortison u.a., Kompressionsverbände, Narbengele, Iontophorese mit Tretinoin oder Östriol, Peelings und die Mikroabrasion, bei der die Haut mit Aluminiumkristallen abgeschliffen wird.
Invasive Methoden der Narbenkorrektur: Operationen (Hauttransplantation, W- oder Z-Plastiken, Expander), Dermabrasion, Lasern, Kortisoninjektionen, tiefe Peelings, Implantation von Eigenfett, Gore-Tex etc. und die Kryotherapie.

69. Ein stark wirksames Peeling oder ein Laser-Skin-Resurfacing.

70. Kollagen, Gore-Tex-Fäden, Eigenfett.

71. Botulinustoxin lähmt (mimische) Muskulatur vorübergehend. Spritzt man das Toxin

in die Stirnmuskulatur, glätten sich Glabellafalten, und der Patient kann für einige Monate die Stirn nicht mehr runzeln. Der Effekt hält etwa 4 Monate an.
Auch Krähenfüße lassen sich mit Botulinustoxin zeitweise bekämpfen, wenn man das Medikament in den seitlichen Augenringmuskel spritzt.

72. Die Kosmetikerin kann durch die postoperative Nachsorge Heilungs- und Regenerationsprozesse positiv beeinflussen und den Patienten beraten und psychisch unterstützen.

73. Wir halten es für wichtig, dass die Kosmetikerin den Arzt bei der Visite begleitet und vom Operateur erfährt, welche Behandlungen im Einzelfall notwendig und erlaubt sind.
Eine kompetente Nachbehandlung ist nur möglich, wenn die Kosmetikerin genau weiß, was und wie operiert wurde.

74. Schönheitsoperationen sind nicht lebensnotwendig, die Patienten nicht krank. Oft haben Patienten, die sich schließlich einem ästhetischen Eingriff unterziehen, jahrelang unter ihrem Aussehen gelitten und massive Komplexe entwickelt. Sehr viele Schönheitsoperationen werden im Gesicht vorgenommen und hinterlassen zunächst einmal für jeden sichtbare Spuren. Das trägt in den ersten Tagen nach der Operation zusätzlich zur Unsicherheit und Zurückhaltung der Patienten bei.

75. Alkohol und Nikotin bremsen die Nährstoffversorgung der Haut und sind deshalb vor und nach einer Schönheitsoperation tabu. Am besten schon 2 Monate vor dem Eingriff und ebenso lange danach auf die Genussgifte verzichten.

76. Haarewaschen darf der Patient in der Regel 4 Tage nach der Operation. Nach jeder Gesichtsoperation die Haare am besten kurz nach hinten auswaschen (vor allem nach Nasenoperationen!) und nicht an den Narben ziehen. Haare nur lauwarm föhnen.

77. Im Allgemeinen ist der Patient 4 Wochen nach einer Schönheitsoperation wieder gesellschafts- und berufsfähig. Wie schnell sich der Einzelne regeneriert, hängt natürlich von Art und Umfang des Eingriffs, vom Alter und der Gewebebeschaffenheit des Patienten ab. Manchen Patienten sehen schon nach 2 Wochen so gut aus, als hätten sie gerade einen Urlaub verbracht.

78. Die manuelle Lymphdrainage entstaut und entschlackt das Gewebe, stärkt das Immunsystem und wirkt beruhigend, entspannend und schmerzlindernd.

79. Die Griffe der manuellen Lymphdrainage werden in der Regel an jeder Stelle fünf- bis siebenmal wiederholt. Liegen stärkere Schwellungen vor, ist es günstig, die Griffe öfter durchzuführen.

80. Nach einer Nasenoperation dürfen Sie die manuelle Lymphdrainage anwenden, allerdings nicht an der Nase selbst!

81. Nach Dermabrasionen und Laserbehandlungen dürfen Sie die manuelle Lymphdrainage erst anwenden, wenn die Haut vollständig epithelisiert ist.

82. Operationsnarben dürfen in die manuelle Lymphdrainage erst mit einbezogen werden, wenn sie gut abgeheilt sind.

83. Blutergüsse, Schwellungen und Spannungsgefühl lassen sich mit Kälteanwendungen sehr gut bekämpfen.

84. Ice Waves sind runde Kühlelemente aus Glas, die im Kühlschrank bei -12°C gelagert werden. Man rollt sie ohne Tuchunterlage sanft auf der Haut ab.

85. Etwa ab dem 7. postoperativen Tag beginnen wir mit dem Aufbau und der Pflege der Haut (Reinigung, Feuchtigkeitsmaske, Kollagenvliese etc.).

86. Algen enthalten reichlich Vitamine, Mineralien und Spurenelemente.

87. Sonneneinstrahlung (und Solarium) kann zu Überwärmung und vermehrter Hautdurchblutung führen und sogar Nachblutungen provozieren. In der postoperativen Phase ist Wärme für die Heilung und Abschwellung nicht förderlich. Operationsnarben und dermabradierte bzw. gelaserte Haut sind anfällig für Pigmentationsstörungen, die durch Sonnenstrahlen provoziert werden können.

88. Camouflage ist ein wasser- und reibfestes Spezial-Make-up, mit dessen Hilfe postoperative Rötungen und Hämatome abgedeckt werden können. Auf diese Weise kann der Patient rasch wieder am Alltagsgeschehen teilnehmen, ohne neugierigen Blicken ausgesetzt zu sein.

89. Im Allgemeinen ist Camouflage 10 Tage nach der Operation erlaubt. Narben erst abdecken, wenn sie gut verheilt sind!

90. Die Schritte der Camouflage-Technik sind:
- Vorbehandlung (Reinigung der Haut, Pflegecreme)
- Optimalen Farbton mischen
- Camouflage-Creme auftragen (mehrere dünne Schichten)
- Mit Puder fixieren
- Für die Entfernung der Camouflage steht eine spezielle Reinigungscreme zur Verfügung.

91. Permanent Make-up ist ein wasserfestes, dauerhaftes Make-up, das etwa 3 bis 5 Jahre bestehen bleibt. Dazu werden Farbpigmente in oberflächliche Hautschichten implantiert.

92. Am häufigsten werden beim Permanent Make-up Augenbrauen, Lippenkonturen und Lidstriche pigmentiert.

93. Fußböden müssen leicht zu reinigen und zu desinfizieren sein (Teppichböden sind tabu!), die Wände sollten abwaschbar sein. Einrichtungsgegenstände, Lampen, Türklinken, Telefon etc. regelmäßig desinfizieren. Mit Handschuhen arbeiten, möglichst Einmalhandtücher und Einmalartikel verwenden, die nach Gebrauch sofort entsorgt werden. Nur kochbare Schwämmchen verwenden.
Pinsel und Schwämmchen nach dem Schminken sofort ausreinigen und desinfizieren.

94. Keine Straßenschuhe und -kleidung im Institut tragen. Am besten ist kochbare, geschlossene Berufskleidung. Täglich duschen, Fingernägel kurz halten, lange Haare hochstecken. Bei der Behandlung keinen Schmuck tragen. Vor jedem Patientenkontakt die Hände waschen und desinfizieren. Das gilt auch, wenn die Behandlung nur kurz unterbrochen werden musste.

95. So kurz vor dem Eingriff sollten keine Wimpern und Augenbrauen mehr gefärbt werden. Färben ist bis 2 Wochen vor einer Lidkorrektur möglich.

96. 2 Tage nach einer Lidkorrektur ist manuelle Lymphdrainage im Gesicht und am Hals möglich.

97. Blutergüsse und Schwellungen im Augenbereich haben sich etwa eine Woche nach einer Lidkorrektur zurückgebildet.

98. Bei Schwellungen Eispads auflegen. Haut morgens und abends gründlich reinigen. Pflegecreme zart einmassieren, ohne die Haut zu ziehen und zu zerren. Feuchtigkeitsmaske zweimal die Woche. Direkte Sonneneinstrahlung meiden. Beim Haarewaschen die Narben nicht einweichen, nur mit kalter bis lauwarmer Luft föhnen.

99. 3 Monate nach einer Lidkorrektur sollten unterbleiben: Vapozone, Wärmeanwendungen, klassische kosmetische Massage.

100. 2 Monate nach einer Unterlidkorrektur dürfen Augenbrauen und Wimpern wieder gefärbt werden.

101. Nach der Nasenkorrektur darf die Haut auf der Nase 6 Monate lang nicht mehr ausge-

reinigt werden, um das gute Operationsergebnis nicht zu gefährden. Deshalb ist eine Tiefenreinigung vor der Operation sehr empfehlenswert.

102. Die manuelle Lymphdrainage eignet sich hervorragend, um das Gewebe zu entstauen und zu entschlacken und die Haut optimal auf die Schönheitsoperation vorzubereiten. Wir beginnen 4 Wochen vor einem Eingriff im Gesicht mit der manuellen Lymphdrainage und behandeln zwei- bis dreimal wöchentlich.

103. 6 Tage nach einer Nasenkorrektur darf man mit der manuellen Lymphdrainage beginnen. Dabei darf nur im Hals- und Wangenbereich gearbeitet werden, die Nase unbedingt aussparen!

104. Die Haare dürfen nur nach hinten gewaschen werden – am besten vom Friseur. Wäscht man die Haare über Kopf, könnte der Nasengips aufweichen.

105. Nach einer Schönheitsoperation im Gesicht ist es wichtig, dass die Patientin ihre Gesichtsmuskulatur schont. Also: Nicht lachen, nicht viel sprechen, keine lebhafte Mimik und schon gar nicht grimassieren!

106. Brillengestelle könnten nach einer Nasenkorrektur das Nasenbein deformieren und Dellen auf der Nase hervorrufen. Deshalb sollten Nasenpatienten lieber Kontaktlinsen tragen oder auf eine Stirnreifbrille vom Optiker zurückgreifen.

107. Manuelles Ausreinigen der Haut im Nasenbereich ist erst 6 Monate nach einer Nasenkorrektur wieder erlaubt.

108. In den ersten 3 Monaten nach einer Nasenkorrektur sind verboten: Durchblutungsfördernde Maßnahmen, Vapozone, klassische kosmetische Massage, Wärmelampe, Frimator und natürlich das manuelle Ausreinigen der Nasenhaut.

109. Vor einer Lippenvergrößerung muss die Lippenhaut geschmeidig gehalten werden.

110. Nach einem Kinnimplantat sind klassische Massagen und das manuelle Ausreinigen der Kinnhaut 6 Monate lang tabu.

111. Massagegriffe am Ohr sind nach einer Ohranlegung erst nach 6 Monaten wieder erlaubt.

112. Vor einem Face-Lifting empfehlen sich folgende kosmetische Maßnahmen: manuelle Lymphdrainage (4 Wochen vor dem Eingriff beginnen), Tiefenreinigung oder Enzym-Peeling eine Woche vor der Operation.

113. 4 Tage nach einem Face-Lifting können Sie mit manueller Lymphdrainage und Kälteanwendungen (Ice Waves) beginnen.

114. Eine Erwärmung könnte zu unerwünschten Rötungen ud Hautveränderungen führen. Auch Pigmentverschiebungen sind möglich. Deshalb 6 Monate nach einem Face-Lifting auf Sonne und Sauna verzichten.

115. Die Ohren sind nach einem Face-Lifting sehr empfindlich. Wenn enge Pullover oder T-Shirts über den Kopf gezogen werden, strapaziert das die Ohren zu sehr.

116. Ein Taubheitsgefühl im Ohr- und Wangenbereich nach einem Face-Lifting ist häufig, weil bei dem Eingriff feine Nervenäste durchtrennt werden, die die Haut versorgen. In der Regel bildet sich das Taubheitsgefühl in 6 Monaten zurück. Es besteht also kein Grund zur Beunruhigung, wenn Ihre Patientin 4 Wochen nach dem Eingriff über solche Gefühlsstörungen berichtet.

117. 4 Wochen nach einem Face-Lifting sind Schwimmen und leichte körperliche Anstrengungen wieder erlaubt. Squashspielen darf eine Face-Lifting-Patientin erst nach 6 Monaten.

118. Eine Schönheitsoperation ist kein Ersatz für konsequente Hautpflege! Gerade nach dem Eingriff sind optimale Pflege und Prophylaxe wichtig, um das gute Operationsergebnis möglichst lange zu erhalten.

119. 6 Monate nach einem Face-Lifting sind Modellage-Masken an Gesicht, Hals und Dekolleté erlaubt. Modellage-Masken bewirken aufgrund ihres Mineraliengehalts und wegen des speziellen Wärmefaktors ein besseres Eindringen von kosmetischen Wirkstoffen in die Haut.

120. Ein Brust-Peeling oder eine Brustmodellage mit pflegenden und entschlackenden Produkten ist vor einer ästhetischen Brustoperation günstig.

121. Reizstrombehandlungen kräftigen die Brust- und Bauchmuskulatur und festigen das Bindegewebe.

122. 8 Wochen nach einer Bauchdeckenplastik ist Sport wieder erlaubt.

123. In der Akutphase nach einer Venenoperation führen wir keine kosmetischen Behandlungen durch. Etwa 4 Wochen nach dem Eingriff darf man – nach Absprache mit dem Arzt! – mit manueller Lymphdrainage beginnen. Auch Kältewickel sind möglich. Camouflage hilft, Besenreiser, Operationsnarben und erweiterte Venen abzudecken.

124. Patienten mit erweiterten Venen sollten Wärmeanwendungen (also auch Saunabesuche) meiden, weil sie die Venen zusätzlich weit stellen.

125. Vor einer Laserbehandlung der Gesichtshaut ist zu beachten: 4 Wochen vorher auf Sonnenbäder verzichten, die Haut am besten 4 Wochen vor dem Eingriff mit manueller Lymphdrainage behandeln. Mindestens 8 Tage vor (und nach) dem Eingriff auf Nikotin und Alkohol verzichten.

126. Nach der Dermabrasion oder Laserbehandlung müssen die operierten Hautbezirke bei der manuellen Lymphdrainage so lange ausgespart werden, bis sie vollständig epithelisiert sind. In den ersten Tagen also nur an Hals und Dekolleté arbeiten. Mit Einmalhandschuhen arbeiten, vor allem dann, wenn Wundsekret austritt.

127. Etwa 10 Tage nach dem Lasern ist Camouflage möglich.

128. Heimpflege nach Laserbehandlung oder Dermabrasion:
Die Haut ist sehr empfindlich. Reinigung mit milder Reinigungsmilch. Nach 10 Tagen mit Aloe-vera-Gel oder Sauerstoffprodukt pflegen. 4 Wochen nach dem Eingriff ist medizinische Spezialkosmetik möglich (ULTRA FACE). 3 Monate lang täglich Sunblocker auftragen. Beim Haarewaschen darauf achten, dass kein Shampoo auf die behandelte Haut gelangt. Große Temperaturschwankungen meiden.
Institutspflege nach Laserbehandlung oder Dermabrasion:
In den ersten 3 Monaten kein Vapozone, keine Massagen, keine klassischen Behandlungen. 6 Monate lang keine Peelings. 4 Wochen nach dem Eingriff sind erlaubt: Reinigen der Haut, manuelle Lymphdrainage, Feuchtigkeitspackungen und -ampullen, Kollagenvliese, Aloe-vera-Gel, Make-up, Camouflage. 6 Monate nach dem Eingriff sind alle kosmetischen Behandlungen möglich; Enzym-Peelings sind günstiger als Rubbel-Peelings.

129. 4 Wochen vor einer Fettabsaugung im Oberschenkelbereich Bein-Lymphdrainage zweimal wöchentlich. Entstauende Kältewickel und Peelings sind günstig. 5 Tage vor dem Eingriff Beine enthaaren.

130. Nach der Liposuktion: manuelle Lymphdrainage, Kältewickel, Entstauungsbehandlungen.

131. Nach einer Fettabsaugung im Oberschenkel- und Gesäßbereich Miederhose tragen. Die Haut täglich mit Body-Lotion, Cellulite-Gel (mit Algenwirkstoffen) oder Köperöl pflegen. Auf leichte, vollwertige Ernährung und ausreichend Bewegung achten!

Glossar

Agenesie Fehlen einer Organanlage oder nur sehr spärliche Entwicklung eines Organs (z. B. der weiblichen Brust).

Androgenetische Alopezie Haarausfall vom männlichen Typ, von dem Männer und Frauen betroffen sein können. Eine Schlüsselrolle spielt das Hormon Dihydrotestosteron, das dazu führt, dass Haare an typischer Stelle (über der Stirn, an den Schläfen, im Scheitelbereich) dünner, heller und kürzer werden und schließlich ausfallen.

Atrophie Schwund von Zellen, Geweben oder Organen.

Atrophische Narbe Im Vergleich zur umgebenden Haut eingesunkene Narbe, z. B. bei Akne.

Augmentationsplastik Vergrößerung eines Körperorgans, z. B. der weiblichen Brust.

Besenreiservarizen Feinste, intradermal gelegene, erweiterte Venen.

Botulinustoxin Gift, das von dem Bacterium Clostridium botulinum gebildet wird. Botulinustoxin führt zur vorübergehenden Lähmung von Muskeln. Wird es in mimische Muskulatur eingespritzt, glätten sich für einige Monate die über diesen Muskeln liegenden Hautfalten.

Camouflage Wasser- und reibfestes Spezial-Make-up, mit dem Rötungen, Hämatome und Pigmentanomalien abgedeckt werden können.

Cellulite Vergrößerte und vermehrte Fettzellen drücken die Epidermis nach außen und führen so zur typischen Orangenhaut. Aufgrund der speziellen Eigenschaften des weiblichen Bindegewebes kommt Cellulite fast nur bei Frauen vor. Typische Stellen sind Oberschenkel, Gesäß, Bauch und Oberarme. Die Cellulite ist keine ernsthafte Erkrankung, aber ein ästhetisches Problem, das viele Frauen erheblich stört.

Dermabrasion Hautabschleifung, Frästherapie.

Drainage Kunststoffröhrchen, das der Chirurg bei bestimmten Eingriffen in die Wunde einbringt, damit Wundflüssigkeit abgeleitet werden kann.

Eigenfett Fett, das dem Patienten an bestimmten Körperstellen abgesaugt wird, kann z. B. verwendet werden, um Gesichtsfalten zu korrigieren. Allerdings baut der Körper das Eigenfett allmählich ab, sodass nachbehandelt werden muss.

Embolie Blutgerinnsel, die z. B. von einer Beinvenenthrombose stammen und mit dem Blutstrom wandern, können ein Blutgefäß verstopfen. Als Folge davon wird das Gewebe geschädigt, das von dem verschlossenen Gefäß nicht mehr mit Blut versorgt werden kann. Wenn beispielsweise bei einer Lungenembolie eine oder mehrere große Lungenarterien verstopft werden, kann dies tödlich enden.

Flüssigsilikon Wird von manchen Chirurgen verwendet, um z. B. Lippen zu vergrößern. Da es sich um injizierbares Fremdmaterial handelt, besteht die Gefahr, dass sich das Implantat verhärtet und die Lippen unschön verformt. Flüssigsilikon kann aus dem Gewebe nicht wieder entfernt werden, ist also problematischer als Silikonimplantate, die man zur Brustvergrößerung verwendet oder als Hartsilikon, das man beispielsweise zur Kinnvergrößerung nimmt.

Gefühlsstörungen Sind nach Operationen häufig, weil bei dem Eingriff feine Nervenäste durchtrennt werden, die die Haut versorgen. In der Regel bilden sich Gefühlsstörungen spätestens nach einem halben Jahr zurück.

Hämangiom Blutschwämmchen, entstanden durch Wucherung von Blutgefäßen.

Hämatom Bluterguss; häufige Folge nach operativen Eingriffen.

Hautalterung Mit zunehmendem Alter kommt es zur Rückbildung der Oberhaut, zum Schwund der Lederhautleisten und zur Vernetzung der elastischen Gewebefasern durch kollagene Fasern. Die Talg- und Schweißdrüsenfunktion geht zurück, die Haut wird trockener und bildet Fältchen und Falten. Typisch sind außerdem Pigmentanomalien (Altersflecken). Von allen Altersveränderungen sind diejenigen an der Haut am besten sichtbar.

Hautspaltlinien Linien der minimalen Hautspannung. Damit nach der Operation nur eine feine, unauffällige Narbe zurückbleibt, muss der Operateur den Schnitt möglichst in oder parallel zu einer Hautspaltlinie setzen. Hautspaltlinien hängen von der darunter liegenden Muskulatur ab und liegen quer zu ihr.

Hyaluronsäure Feuchthaltemittel, das in der Hautpflege eine wichtige Rolle spielt. Hyaluronsäure wird auch zur Faltenunterspritzung verwendet.

Hypertrophe Narbe Sie entsteht während oder unmittelbar nach der primären Wundheilung. Das Narbengewebe ist zwar auf die ursprüngliche Wunde begrenzt, überragt aber die umgebende Haut und ist oft gerötet. Hypertrophe Narben bilden sich oft spontan zurück.

Hypoplasie Unterentwicklung von Geweben oder Organen (z. B. der weiblichen Brust).

Implantat Material, das als plastischer Ersatz in den Körper eingebracht wird. Beispiel: Silikonimplantate zur Brustvergrößerung.

Infektionen Bakterielle oder virale Entzündungen. Jede Operation ist mit einem gewissen Infektionsrisiko behaftet. Viele Schönheitschirurgen geben vorsorglich Antibiotika, um das Infektionsrisiko einzudämmen.

Kälteanwendung Kältebehandlungen werden nach Operationen mit großem Erfolg eingesetzt, weil sie Spannungsgefühle, Schmerzen, Schwellungen und Blutergüsse bekämpfen.

Kapselfibrose Der Körper bildet um jeden Fremdkörper – z. B. um ein Brustimplantat – eine Kapsel, die im Normalfall dünn und geschmeidig ist. Verdickt und verhärtet sich diese Kapsel, spricht man von Kapselfibrose. Fremdkörpergefühl, Schmerzen und Gewebsdeformierungen sind dann möglich.

Keloide Wulstartige, sehr auffällige und störende Narbe, die über das ursprüngliche Wundgebiet hinaus in die umliegende Haut wächst. Manche Menschen neigen aufgrund ihrer Veranlagung zur Keloidbildung und sollten dann besser auf eine Schönheitsoperation verzichten. Keloide sind schwer zu behandeln.

Lokalanästhesie Örtliche Betäubung, bei der einige Milliliter Betäubungsmittel ins Gewebe gespritzt werden. Kleine Eingriffe kann der Chirurg in Lokalanästhesie durchführen, bei größeren Operationen ist eine Vollnarkose notwendig.

Mammographie Röntgendiagnostische Untersuchung der Brust.

Naevus flammeus Feuermal, oft intensiv rot-violett gefärbt. Beim Auftreten im Gesicht wirkt ein Feuermal sehr entstellend.

Narben Nach Operationen, Verletzungen oder Entzündungen (z. B. Akne) heilt die Haut unter Narbenbildung ab. Narbengewebe besteht aus kollagenem Bindegewebe, das im Verlauf der Heilung schrumpft. Narben enthalten keine Haare, Talg- und Schweißdrüsen und unterscheiden sich in ihrer Pigmentierung oft von der umgebenden Haut. Der ästhetische Chirurg ist immer darum bemüht, möglichst unauffällige Narben zu hinterlassen.

Ödem Vermehrte Flüssigkeitsansammlung im Gewebe.

Perioperativ Um den Zeitpunkt einer Operation herum.

Permanent Make-up Farbpigmente werden in oberflächliche Hautschichten implantiert, wo sie für ca. 3 bis 5 Jahre liegen bleiben. So ist ein dauerhaftes, wasserfestes Make-up möglich (Augenbrauen, Lidstrich, Lippenkontur).

Phlebographie Röntgenaufnahme des Venensystems mit Kontrastmittel.

Platysma Flacher, breiter Hautmuskel, der vom Unterkiefer bis in Höhe der 2. Rippe reicht. Bei bestimmten Formen des Face-Liftings muss dieser Muskel durchtrennt und gerafft werden.

Postoperativ Nach der Operation.

Präkanzerose Krebsvorstufe. z. B. Hautveränderung, aus der Krebs entstehen kann.

Primäre Wundheilung Diese Wunden heilen rasch und komplikationslos und hinterlassen unauffällige Narben. Voraussetzung für die primäre Wundheilung sind glatte, dicht aneinander liegende Wundränder, die nicht bakteriell infiziert sind.

Rezidiv Rückfall.

Sekundäre Wundheilung Wenn eine Wunde nicht primär heilen kann, weil sie z. B. infiziert ist, kommt es zu einer länger dauernden Wundsekretion. Vom Wundgrund aus bildet sich Granulationsgewebe, das nach und nach durch Narbengewebe ersetzt wird. Die sekundäre Wundheilung hinterlässt oft auffällige Narben und sie benötigt wesentlich mehr Zeit als die primäre Wundheilung.

Sonnenschutz Nach Operationen sind direkte Sonneneinstrahlung und Solarium mindestens 3 Monate lang zu meiden, weil es zur vermehrten Durchblutung oder sogar zu Nachblutungen kommen könnte. Wärme verhindert auch das Abschwellen des Gewebes und Sonnenstrahlen können Pigmentationsstörungen im Bereich der Narbe hervorrufen.

Tränensäcke Gewebe am Augenunterlid, das sich unschön vorwölbt. Ursache der Tränensäcke ist mit Lymphflüssigkeit gefülltes Fettgewebe.

Tumeszenz-Lokalanästhesie Spezielle Methode der örtlichen Betäubung, die häufig bei der Fettabsaugung eingesetzt wird. Bei der Tumeszenz-Lokalanästhesie werden große Mengen Flüssigkeit ins Gewebe gespritzt (physiologische Kochsalzlösung, örtliches Betäubungsmittel, gefäßverengendes Mittel, Bikarbonat). So lösen sich die Fettzellen aus dem Bindegewebe und lassen sich gut absaugen. Die Tumeszenz-Lokalanästhesie ist schonender und besser verträglich als eine Vollnarkose.

Varizen Krampfadern.

Venenthrombose Blutgerinnsel in einer Vene (meist am Unterschenkel oder auch Oberschenkel), das an der Gefäßwand haftet. Lösen sich Teile des Gerinnsels ab, können sie Lungenarterien verstopfen (Embolie). Jede Operation ist mit einem gewissen Thromboserisiko behaftet, das man jedoch mit bestimmten Medikamenten und Anti-Thrombose-Strümpfen so gering wie möglich hält.

Wundheilungsstörung Die Operationswunde heilt nur zögerlich und hinterlässt unter Umständen eine auffallende Narbe. Besonders Raucher neigen zu Wundheilungsstörungen, weil ihre Haut nicht so gut durchblutet ist. Deshalb vor und nach einer ästhetischen Operation auf Zigaretten verzichten!

Literatur

1. Antonic, M., Hollos, P.: Schönheitsoperationen. Methoden – Erfolge – Risiken – Kosten – Adressen. Urania-Verlag, Berlin 1998
2. Brug, E., Rieger, H., Strobel, M. (Hrsg.): Ambulante Chirurgie. Lehrbuch und Atlas für das ambulante Operieren. 3. Aufl., Deutscher Ärzte-Verlag, Köln 1995
3. Hellwig, S., Raulin, C.: Gepulste Laser in der Narbenbehandlung. Der Hautarzt 50 (1999), S. 465–469
4. Holle, J.: Plastische Chirurgie. Hippokrates, Stuttgart 1994
5. Jacobs, L., Vorndamme, K.: Schönheitschirurgie – Möglichkeiten und Grenzen. Ratgeber Bettendorf, München 1997
6. Jung, E. G. (Hrsg.): Dermatologie – Duale Reihe. 3. Aufl. Hippokrates, Stuttgart 1995
7. Kunze, B.: Akne-Behandlung für die Kosmetikerin. Hippokrates, Stuttgart 1999
8. Kurz, I.: Lehrbuch der Manuellen Lymphdrainage nach Dr. Vodder. Band 3, Krankheitslehre. 4. Aufl. Haug, Heidelberg 1989
9. Landthaler, M., Hohenleutner, U.: Laseranwendungen in der Dermatologie. Deutsches Ärzteblatt 95 Heft 6 (1998) 220–224
10. Mang, W. L.: A–Z für Patienten. Informationsbroschüre der Bodenseeklinik Lindau
11. Mang, W. L., Bull, H. G. (Hrsg.): Ästhetische Chirurgie. Einhorn-Presse Verlag, Reinbek 1996
12. Mang, W. L., Kokoschka, E.-M.: Ästhetische Chirurgie, Band II. Einhorn-Presse Verlag, Reinbek 1998
13. Mang, W. L.: Manuel of Aesthetic surgery, Band I, Springer Verlag, Heidelberg 2000
14. Mang, W. L.: Tumeszenztechnik in der ästhetischen Chirurgie, Einhorn-Presse Verlag, Reinbek 1998
15. Peters, I. B., Kerkhoff, E., Kuska, S., Schweig, W., Wulfhorst, B.: Kosmetik. Das Buch zum Beruf. Stam Verlag, Köln 1998
16. Platzer, W.: Taschenatlas der Anatomie. Band 1 Bewegungsapparat. 7. Aufl. Thieme, Stuttgart 1999
17. Reifferscheid, M. Weller, S.: Chirurgie. 5. Aufl. Thieme, Stuttgart 1981
18. Schrammek-Drusio, C.: Manuelle Lymphdrainage in der Ganzheitskosmetik. Hippokrates, Stuttgart 1999
19. Umbach, W. (Hrsg.): Kosmetik. Entwicklung, Herstellung und Anwendung kosmetischer Mittel. 2. Aufl. Thieme, Stuttgart 1995
20. Vogt, H.-J.: Narben. Hippokrates, Stuttgart 1993
21. Weerda, H.: Plastisch-rekonstruktive Chirurgie im Gesichtsbereich. Ein Kompendium für Problemlösungen. Thieme, Stuttgart 1999
22. Wilhelmi, B.: Peelings. Wie man mit neuem Wissen alte Ansichten abstreift. Hippokrates, Stuttgart 1999
23. Wittlinger, H., Wittlinger, G.: Lehrbuch der Manuellen Lymphdrainage. Band 1, Grundkurs. 10. Aufl., Haug, Heidelberg 1992

Seminaranbieter

CCI Cosmetic Consulting International
Schiess-Straße 35
40549 Düsseldorf
Tel. (02 11) 5 37 98 50
Fax (02 11) 5 37 98 51

Fortbildungsmaßnahme »Kosmetikerin mit Qualifikation in plastisch-ästhetischer Vor- und Nachsorge«

Präparateauswahl

ULTRA FACE Pflegeserie

Zur Nachbehandlung nach Schönheitsoperationen und zur Vorbeugung der Hautalterung, entwickelt von Professor Mang

- ULTRA FACE Tagescreme
- ULTRA FACE Nachtcreme
- ULTRA FACE Augenfluid
- ULTRA FACE Body-Gel
- ULTRA FACE Body-Lotion

in **Apotheken** oder Vertrieb über:
IMA GmbH
Unterer Schrannenplatz 1
88131 Lindau
Tel. (0 83 82) 2 55 52
Fax (0 83 82) 2 55 58

THALGO KOSMETIK

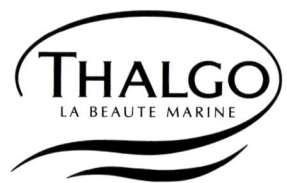

SCHÖNHEITSKRÄFTE AUS DEM **MEER**
Lebenselixier für Körper und Seele

Professionelle Kosmetik & Plastische Chirurgie – Ein unzertrennliches Team auf dem Weg zu individueller Schönheit: Praxisbewährte Programme für optimale Vor- und Nachbehandlungen bei plastisch-chirurgischen Eingriffen

THALGO COSMETIC Handels-GmbH
Kriegsstraße 25–27
D-76133 Karlsruhe
Tel. (07 21) 3 84 50-01 + -02
Fax (07 21) 37 59 34

Lancaster

In der postoperativen Nachsorge können u.a. eingesetzt werden:

- Aquamilk Soft Mild Cleanser
- Aquamilk Soft Toner alcohol-free
- Vital Oxygen Supply

Skin Therapy
Lancaster Group GmbH
Postfach 2740
55017 Mainz
Tel. (0 61 31) 30 69 30

Malu Wilz Camouflage

Camouflage zum Abdecken von Hautrötungen, Hämatomen, Pigmentverschiebungen etc.

ART PROFESSIONAL cosmetic GmbH
Gaußstraße 12
85757 München-Karlsfeld
Tel. (0 81 31) 39 00 2
Fax (0 81 31) 39 02 10

Terra Sel Körperwickel

Straffende, kühle Ganzkörperwickel mit Heilerde und Mineralien aus dem Toten Meer

Terra Sel Körperwickel
Carla Billingy
Zubackenweg 21
CH-3360 Herzogenbuchsee
Tel. (00 41) 62-9 61 34 11
Fax (00 41) 62-9 61 80 41

Blütenessenzen

Alle Blütenessenzen können Sie zum Beispiel bei folgender Adresse bestellen:

LF-Naturprodukte
Treenering 105
24852 Eggebek
Tel. (0 46 09) 9 10 20
Fax (0 46 09) 91 02 34
E-mail: services@lfnatur.com

Die Notfalltropfen nach Dr. Bach, das RQ-7-Spray und Cremes erhalten Sie bei:

Korte PHI Essenzen GmbH
Hauptstraße 9
78267 Aach
Tel. (0 77 74) 70 04
Fax (0 77 74) 70 09
E-mail: Korte PHI@t-online.de

Gesund und Schönkapseln Schönheit von innen

Kräuterhaus Sanct Bernhard
73342 Bad Ditzenbach
Info und Bestelltelefon (0 73 34) 96 54 25

Geräte

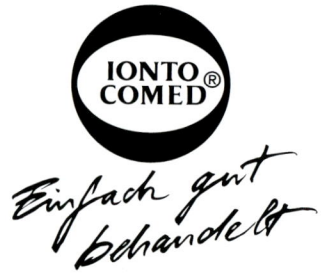

Kosmetiktechnik:

- Apparative Kosmetik
- Liegen
- Behandlungsleuchten
- Spezialgeräte

IONTO-COMED GmbH
Boschstraße 5
76344 Eggenstein
Tel. (07 21) 97 70-0
Fax (07 21) 97 70-290
E-mail: sales@ionto.de

Ice Waves

Kühlelemente aus Glas zur postoperativen Käl-
tebehandlung

Beauty-Center
Unterer Schrannenplatz 1
88131 Lindau
Tel. (0 83 82) 9 40 40
Fax (0 83 82) 9 40 41
www.beauty-center-lindau.de

Reizstrombehandlung

Straffende Figurbehandlung, z.B. mit dem Gerät
Noblesse...stim

Nemectron GmbH
Daimlerstraße 15
76185 Karlsruhe
Tel. (07 21) 97 32-0
Fax (07 21) 97 32-200

Farblichtgeräte

Hydrosun Medizintechnik GmbH
Mauchener Straße 14
79379 Müllheim
Tel. (0 76 31) 3 66 32-0
Fax (0 76 31) 3 66 32-9

Ionto Comed
Boschstraße 5
76344 Eggenstein/Leo
Tel. (07 21) 9 77 02 86
Fax (07 21) 9 77 02 90

Sachverzeichnis

Mitarbeiterverzeichnis

Frau Edith Kerkhoff
CCI – Cosmetic Consulting International
Schiess-Straße 35
40549 Düsseldorf

Frau Dr. med. Katrin Ledermann
Bodenseeklinik
Unterer Schrannenplatz 1
88131 Lindau

Frau Dr. med. Andrea Wülker
Bergblickstraße 35
77654 Offenburg

Frau Sabine Zisterer
Lancaster Beauty Center
Unterer Schrannenplatz 1
88131 Lindau

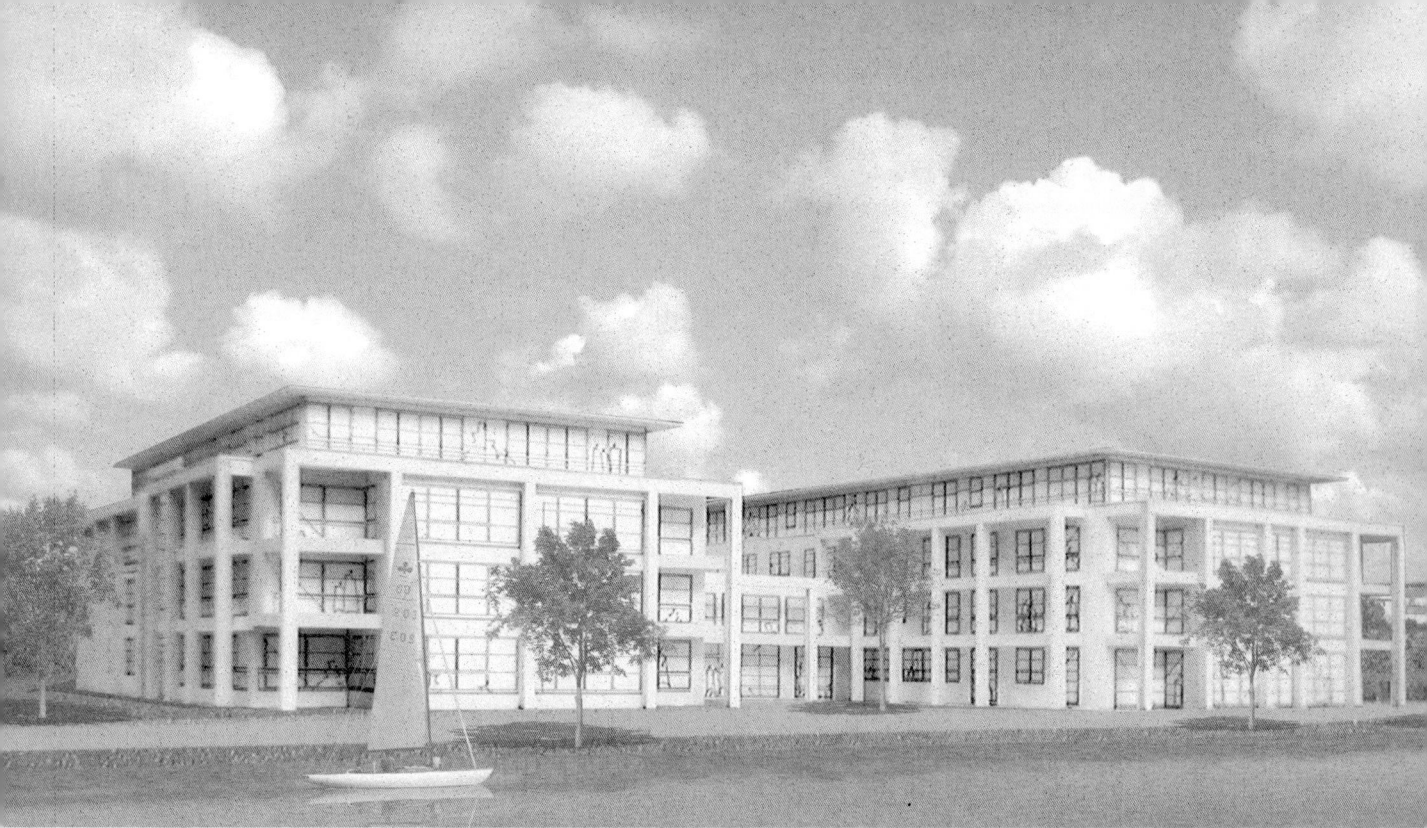

Bodenseeklinik neu, interdisziplinäre Klinik für ästhetische Chirurgie.
Adresse: 88131 Lindau, Graf-Lennart-Bernadottestraße 1
08382/2 60180   Tel.: ~~08382-5094~~, Fax: 08382-28932
Internet: www. bodenseeklinik.de, E-Mail: info@bodenseeklinik.de

Die neue Bodenseeklinik wird am 1.7. 2003 eröffnet und ist damit die größte ihrer Art in Europa. Zehn ärztliche Mitarbeiter werden unter der Leitung von Prof. Mang das ganz Spektrum der Schönheitschirurgie auf höchstem Qualitätsstandard ausführen. Langjährige Mitarbeiter von Prof. Mang werden in verantwortlicher Position alle neuesten Operationstechniken ausführen.

Die neue Bodenseeklinik wird nicht nur über vier Operationssäle und fünfzig Betten verfügen, sondern auch über einen Hörsaal und ein Forschungslabor zur Fortbildung, Qualitätssicherung und wissenschaftlicher Weiterbildung auf dem Gebiet der ästhetischen Chirurgie.

Prof. Mang möchte in dieser Klinik neben einer optimalen und sicheren Betreuung von Patienten (»auch der beste Schönheitschirurg hat nicht nur zufriedene Patienten und jede Operation ist mit Risiken verbunden«) auch sein umfassendes Wissen auf diesem Gebiet an jüngere Kollegen weitergeben und so in Lindau am Bodensee eine bleibende Institution schaffen, die langfristig das Gütesiegel »Ästhetische Chirurgie« vertritt.